I0040911

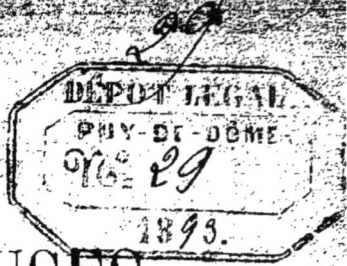

DÉPOT LÉGAL
PUY-DE-DÔME
No 29
1893.

LES

MALADIES NERVEUSES

ET ARTHRITIQUES

A ROYAT

CURE THERMALE
ET ÉLECTROTHÉRAPIE

PAR

le Docteur Fernand LEVILLAIN

Ancien élève de la Salpêtrière
Lauréat de la Faculté de Paris
Médaille d'or de la Société de secours aux Blessés
Directeur de l'Etablissement d'hydrothérapie et d'électrothérapie de Nice
Officier d'Académie
Médecin consultant à Royat

« L'arthritisme est la diathèse
génératrice de la diathèse nerveuse;
l'arthritique n'est pas toujours un
névropathe mais il est toujours à la
veille de le devenir et bien souvent,
ses enfants le seront. »

(CHARCOT).

CLERMONT-FERRAND

IMPRIMERIES TYPOGRAPHIQUE ET LITHOGRAPHIQUE MALLEVAL
Avenue Centrale, 8 ,et place de la Treille, 8

1893

Te 163
LLO (24)

OUVRAGES DU MÊME AUTEUR

L'**Anorexie hystérique** (*Prog. Méd. 83*).

Essai critique *sur les progrès réalisés dans l'étude* des **Fonctions du cerveau** *par la méthode physiologique et la méthode anatomo-clinique (Th. médaillée 1884).*

Collaboration au deuxième Supplément de la **Grande Encyclopédie du XIXᵉ siècle** *(Diction. Larousse).*

Chroniques médicales de la **Revue encyclopédique**

La **Neurasthénie**, *avec une préface du professeur Charcot, in-18, 350 p. (librairie Maloine).*

Hygiène des gens nerveux, *in-16, 305 p. (librairie Alcan).*

SOUS PRESSE

Neurasthénie et Arthritisme, *en collaboration avec le Dʳ Vigouroux.*

Manuel des maladies du système nerveux *avec une préface du professeur Charcot, in-8, 900 p., 200 fig. (librairie Maloine).*

EN PRÉPARATION

Les **Leçons du mercredi à la Morgue**, *par le professeur* BROUARDEL, *recueillies et rédigées par le* Dʳ LEVILLAIN, *in-8, 400 p. (librairie J.-B. Baillière).*

Essai de Morale physiologique. — *Considérations sur la possibilité de déduire une morale scientifique de certaines expériences et observations psycho-physiologiques, in-18, 250 p. (librairie Alcan, bibliothèque de philosophie contemporaine).*

LES

MALADIES NERVEUSES ET ARTHRITIQUES

A ROYAT

par le Docteur F. LEVILLAIN

———❧———

163

e
1440 (24)

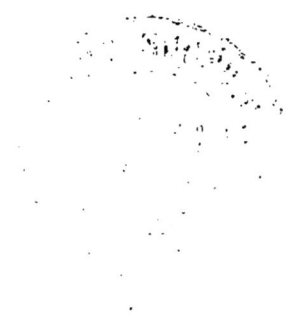

LES

MALADIES NERVEUSES

ET ARTHRITIQUES

A ROYAT

— ⚜ —

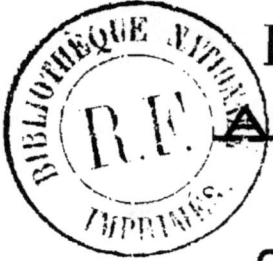

CURE THERMALE
ET ÉLECTROTHÉRAPIE

PAR

le Docteur Fernand LEVILLAIN

Ancien élève de la Salpétrière
Lauréat de la Faculté de Paris
Médaille d'or de la Société de secours aux Blessés
Directeur de l'Etablissement d'hydrothérapie et d'électrothérapie de Nice
Officier d'Académie
Médecin consultant à Royat

> « L'arthritisme est la diathèse
> génératrice de la diathèse nerveuse ;
> l'arthritique n'est pas toujours un
> névropathe mais il est toujours à la
> veille de le devenir et bien souvent,
> ses enfants le seront. »
>
> (CHARCOT).

—————

CLERMONT-FERRAND

IMPRIMERIES TYPOGRAPHIQUE ET LITHOGRAPHIQUE MALLEVAL
Avenue Centrale, 8 et place de la Treille, 3

—

1893

AVANT-PROPOS

Le but de cette notice est de démontrer à l'aide de recherches scientifiques nouvelles et d'observations cliniques :

1° Que Royat étant depuis longtemps une station d'arthritiques pouvait être également une station de nerveux; cette première conclusion se trouve fondée sur les rapports cliniques étroits qu'affectent l'arthritisme et certaines formes de nervosisme, puis sur l'analogie des troubles chimiques et nutritifs qu'on observe dans ces deux ordres de manifestations, enfin sur les résultats qu'on obtient de cette cure thermale, dans le traitement de diverses maladies nerveuses.

2° Que l'installation à Royat d'un service d'électrothérapie statique est justifiée par l'efficacité réelle de cet agent physique dans diverses formes morbides où existe du ralentissement de la nutrition générale et dont les plus fréquentes relèvent de l'arthritisme et du nervosisme,

Dans le petit livre dont j'ai publié la première édition il y a trois ans et qui a pour titre : **Hygiène des gens nerveux** (1), *j'écrivais à propos du choix d'une station thermale pour certaines maladies nerveuses :*

« *A ce point de vue, il est une station que nous avons spécialement étudiée et à laquelle nous nous sommes arrêtés, la considérant comme une des plus favorables au traitement des névropathes et des neurasthéniques; c'est Royat, en Auvergne.*

« *Elle nous paraît doublement indiquée, tant en raison de ses eaux minérales que de son site exceptionnel. Depuis longtemps, du reste, on y traitait avec succès des anémiques et des arthritiques, grâce à la présence du fer, de l'arsenic et de la lithine dans ses sources connues des Romains. Il ne faut donc pas s'étonner que les eaux de Royat puissent être favorables à la plupart des nerveux, qui sont le plus souvent ou neuro-anémiques ou neuro-arthritiques; il est bien rare, en effet, que l'anémie ou l'arthritisme existent à l'état isolé ; ces affections se combinent presque toujours à des troubles nerveux. Et d'ailleurs Royat soigne aussi des nerveux depuis longtemps: l'un de ses bains (César) leur est presque exclusivement réservé.*

« *Puis la situation de ces bains au pied du puy de Dôme, à l'entrée d'une délicieuse vallée qui*

_____

(1). **Hygiène des gens nerveux.** *Précédé de considérations générales sur la structure, les fonctions et les maladies du système nerveux. Volume in-16, 300 pages. Librairie Alcan, en dépôt chez les libraires de Royat.*

fait de Royat un véritable nid de verdure au milieu de rochers volcaniques, en rend le séjour riant et enchanteur; les promenades y sont très variées et toutes pittoresques; l'altitude modérée qu'on y peut réaliser (500 mètres), près d'un parc splendide d'où l'on domine tout le panorama de Clermont et de la Limagne, nous paraît suffisante aux névropathes hyperexcitables pour lesquels la petite montagne est plus reposante que les sites grandioses des sommets élevés et des neiges éternelles.

*« Toutefois Royat, tenant compte des besoins et des progrès de la vie moderne et de l'importance qu'on attache aux cures d'altitude, va pouvoir offrir à ses visiteurs les bénéfices d'une altitude plus élevée, grâce à la création du chemin de fer du puy de Dôme, dont la construction vient d'être commencée. Cette station aura désormais sur toutes les autres, à ce point de vue spécial, l'avantage de permettre des séjours d'**altitude progressive**, séjour à Royat (500 mètres), au col de Ceyssat ou sur le plateau de Villars (900 mètres), enfin au sommet du grand Puy (1.400 mètres); de cette façon on pourra éviter les inconvénients qui peuvent résulter d'un brusque changement d'altitude chez les anémiques et les hyperexcitables.*

*« La graduation de ces cures d'air constitue un élément précieux de leur succès et Royat sera en France la seule station qui permettra d'utiliser la méthode des **cures d'altitude progressive**. »*

L'expérience clinique et certains documents nou-

veaux d'ordre chimique ont confirmé cette manière de voir, que les nerveux en raison de leur étroite parenté et de leur fréquente association avec les arthritiques trouvent à Royat les meilleures conditions d'une thérapeutique rationnelle, scientifique et vraiment efficace.

Un certain nombre de confrères et de malades m'ont souvent demandé pourquoi j'avais choisi Royat comme station thermale pour certaines maladies nerveuses et en particulier la neurasthénie à l'étude desquelles je me suis spécialement consacré et, en outre, pour quelles raisons j'avais cru devoir associer la cure électro-statique à la cure thermale dans cette station.

C'est pour satisfaire à leur désir que je publie ces notes rapides destinées à établir le déterminisme clinique de ce choix et de cette combinaison.

J'essaierai donc de démontrer :

1° D'abord, que les nerveux et les arthritiques appartiennent à un même groupe pathologique et relèvent de troubles morbides analogues: que d'ailleurs les manifestations cliniques de ces troubles se rencontrent très fréquemment combinées dans la même famille et souvent dans le même individu ; qu'enfin, ces troubles sont surtout d'ordre chimique et se caractérisent par une insuffisance des fonctions chimiques de la nutrition générale; on retrouve, en effet, dans les deux cas, une formule urinaire spéciale traduisant l'infériorité des oxydations organiques, autrement dit, le ralentissement de la nutrition générale.

Je n'insisterai pas à nouveau sur les résultats incontestés de la cure thermale de Royat chez les arthritiques proprement dits: les indications de cette cure ont été suffisamment établies par les confrères qui exercent depuis longtemps dans cette station et ont publié sur ce sujet d'intéressantes et très probantes études.

Royat est bien connu pour être la station classique de l'arthritisme dans ses diverses formes (goutte, rhumatisme, diabète, asthme, manifestations herpétiques des muqueuses et de la peau, etc.) Je citerai toutefois les conclusions d'un récent travail publié par le docteur Lejeune sur l'**Hygiène et le traitement de l'Arthritisme**. Ces conclusions données par un confrère étranger à la station sont nettement catégoriques et font en quelque sorte de la cure de Royat le **traitement spécifique de l'arthritisme**.

Par contre, je m'étendrai davantage sur les maladies nerveuses dont je m'occupe spécialement et j'essaierai d'établir:

2° Que beaucoup de manifestations du nervosisme et en particulier la neurasthénie trouvent dans la cure de Royat des indications aussi précises que la plupart des manifestations de l'arthritisme. Ce fait a d'ailleurs été déjà mis en lumière par mon excellent confrère le docteur Laussedat.

Enfin, j'exposerai rapidement les principales indications de l'électrothérapie statique dans le traitement de la plupart des affections qu'on soigne à Royat: ces affections étant caractérisées par un trouble général, ralentissement de la nutrition et l'électricité statique se trouvant être l'agent physique le plus puissant du relèvement des fonctions nutritives, ainsi que le démontre le relèvement du coefficient d'oxydation dans la formule urinaire des malades.

C'est après avoir pris conseil de mes maîtres, le professeur Charcot, médecin de la Salpêtrière et le docteur Vigouroux, chef du service électrothérapique des hôpitaux de Paris, que je suis venu faire à Royat la première installation électrothérapique qui ait été faite dans une station thermale française : depuis lors, plusieurs confrères d'autres stations ont suivi mon exemple et je sais déjà qu'ils ont obtenu les meilleurs résultats. Je publierai à la fin de ce travail quelques-unes de mes observations personnelles, démontrant avec évidence les précieux avantages que les malades retirent de l'association de la cure électro-statique à la cure thermale de Royat.

CHAPITRE PREMIER

De l'Arthritisme

(GÉNÉRALITÉS)

Avant de commencer, il me paraît utile d'indiquer ce qu'on comprend généralement aujourd'hui sous le nom d'arthritisme. Il ne faut pas croire qu'en raison de son étymologie (*arthron* articulation) ce mot s'applique exclusivement aux maladies articulaires. Il en est de ce mot arthritisme comme du mot hystérie ; leur étymologie induit volontiers en erreur. Hystérie ne veut pas dire que les troubles nerveux qui s'y rattachent proviennent de l'utérus ; arthritisme ne signifie pas davantage localisation des phénomènes pathologiques à l'articulation.

Bazin qui a fait revivre l'ancien terme « *arthritis* » exclusivement appliqué au rhumatisme et à la goutte, a le premier considéré l'arthritisme comme « une maladie constitutionnelle caractérisée par la tendance à la formation d'un produit morbide, le tophus, et par des affections variées de la peau, de l'appareil locomoteur et des viscères. » Mais cette définition est devenue trop étroite et trop peu significative.

De nos jours, Bouchard a fait du ralentissement de la nutrition la caractéristique de cette diathèse et ce ralentissement se traduirait par une hyperacidité des humeurs, en particulier, de l'urine, d'où encore le nom de *diathèse acide*. Or, il est curieux de rappeler à ce sujet qu'autrefois Marchal de Calvi avait ironiquement et spirituellement écrit cette phrase : « l'humanité tourne à l'aigre ; la grande diathèse humaine, c'est l'acidisme. »

L'hyperacidité par ralentissement de la nutrition serait donc le grand caractère chimique de l'arthritisme, mais il est un autre caractère d'ordre physiologique, c'est « la tendance aux poussées congestives et à l'artério-sélérose » signalée par Hucchard, tendance qui avait fait donner le nom de *diathèse congestive* à l'arthritisme, par Cazalis.

Diathèse acide et *diathèse congestive*, tels seraient les deux grands caractères de la diathèse arthritique. Mais, au point de vue clinique pur, l'arthritisme est en somme un état pathologique particulier de tout l'organisme, une disposition ou constitution morbide « qui engendre ou maintient des maladies en apparence disparates, établissant un lien entre les divers accès d'une même maladie, entre des maladies successives différentes, enfin entre des maladies différentes simultanées. » (Bouchard).

L'arthritisme comprend, en effet, toute une série de manifestations articulaires, musculaires, cutanées, viscérales et nerveuses, dont les plus communes sont les diverses variétés de rhumatisme, la goutte, les myosites, certaines maladies de la peau (eczéma, acné, etc.); certaines manifestations catarrhales des muqueuses respiratoires et digestives (angine, pharyngite, laryngite, bronchite, dyspepsie), certaines maladies viscérales (cardiaques, hépatiques, rénales, etc.) et un très grand nombre de troubles nerveux (névralgies, migraines, asthme, chorée, neurasthénie, hystérie, hypochondrie, etc.) enfin, certaines maladies de la nutrition générale telles que la gravelle, le diabète, l'obésité, etc.

Toutes ces manifestations peuvent s'engendrer entre elles par l'hérédité, coexister et alterner chez le même individu ; toutes paraissent soumises à l'influence des mêmes causes et susceptibles d'être améliorées par les mêmes moyens thérapiques ; toutes enfin, paraissent relever d'un même état morbide général, diathèse congestive au point de vue physiologique, diathèse acide au point de vue chimique et cet état général se trouve lui-même sous la dépendance d'un vice de la nutrition, du ralentissement ou insuffisance des oxydations organiques.

L'arthritisme a été considéré comme une *diathèse congestive* en raison de la facilité avec laquelle s'établissent et disparaissent les troubles congestifs qui affectent les muqueuses, les séreuses articulaires ou les divers viscères chez les arthritiques.

« Le caractère fondamental de la diathèse arthritique et des affections symptomatiques auxquelles elle donne lieu, dit Senac (de Vichy), est une modification des fonctions normales de la circulation.

« Cette modification se traduit par des mouvements fluxionnaires, par des poussées congestives plus ou moins marquées et plus ou moins durables.

« Ce caractère est très appréciable surtout dans la période d'état de la diathèse ; c'est pendant cette phase de l'arthritisme qu'il acquiert son maximum d'intensité. Très évident lorsque le siège de l'affection est accessible aux sens, il le devient beaucoup moins si la maladie a son siège sur les organes internes; l'acte congestif de l'arthritisme a des caractères assez tranchés pour figurer dans la détermination de cette diathèse; telles sont, par exemple : la mobilité extrême et la facilité avec laquelle ces congestions se déplacent ou se remplacent: leur tendance à ne pas se terminer par suppuration ; leur apparition à des époques fixes donnant lieu à une certaine périodicité; enfin la marche de ces poussées congestives qui deviennent de plus en plus graves et moins mobiles, à mesure que l'arthritisme se prononce et vieillit soit chez l'individu, soit dans la famille.

« Le processus congestif constitue donc l'élément caractéristique le plus important dans la séméiologie de l'arthritisme. »

Cette congestibilité spéciale des arthritiques est, en effet, très évidente ; c'est à elle que sont dues chez le même sujet, tantôt des poussées éruptives du côté de la peau, tantôt des poussées viscérales du côté des voies respiratoires, digestives, hépatiques ou rénales, tantôt des manifestations douloureuses ou spasmodiques du côté du système nerveux, tantôt, enfin, et le plus souvent, des fluxions articulaires.

J'ai observé, cette année même, chez une de mes jeunes clientes, cette extrême mobilité des congestions arthritiques : chez elle, quand les surfaces articulaires sont libres, tantôt se prennent les muscles de la paroi abdominale, tantôt l'estomac sous forme de dyspepsie acide, tantôt encore les organes génitaux internes.

Les poussées congestives de l'utérus dont cette jeune

fille est atteinte par suppression de poussées articulaires ou gastro-intestinales avaient été mal interprétées par les chirurgiens consultés qui voulaient intervenir localement. Cette malade présente une hérédité arthritique des plus nettes (mère rhumatisante et hystérique, père goutteux, obèse et asthmatique).

Mais, ces poussées congestives paraissent elles-mêmes être sous la dépendance d'un vice de la nutrition générale aboutissant à l'hyperacidité laquelle aurait pour conséquence directe d'irriter les vaisseaux et de troubler la circulation générale.

L'arthritisme a pu être considéré comme *diathèse acide* parce que « chez ces malades, les combustions organiques qui ont pour but de transformer les produits de déchet en matières facilement excrétables se font incomplètement ; c'est ainsi par exemple qu'au lieu de transformer une partie de ses matières en urée, produit achevé, et dont l'élimination par le rein se fait sans dommage pour celui-ci, il le transforme seulement en acide urique, c'est-à-dire en un produit qui correspond à un des stages de la formation de l'urée et qui serait devenu de l'urée si son oxydation s'était poursuivi ; par conséquent, au lieu de former des sels neutres, l'organisme crée des produits acides. Ce fait a la plus grande importance, car le passage dans le sang de matières acides équivaut à la présence de produits irritants dont l'action se fait à la longue sentir sur les parois des vaisseaux. Tantôt c'est l'acide urique comme dans la goutte, tantôt c'est l'acide lactique comme dans le rhumatisme, tantôt encore ce sont des produits mal déterminés qui circulent dans l'appareil cardio-vasculaire. » (Huyghe).

A coté de ces conditions d'insuffisance d'excrétion et d'élimination, il existe d'autres causes d'intoxication dues à la fréquence des troubles digestifs chez les arthritiques : « Les arthritiques sont très souvent des dyspeptiques, ils ont fréquemment de la dilatation de l'estomac et des troubles des fonctions intestinales; les digestions sont lentes et la constipation presque de règle chez eux; aussi, ce sont des gens qui s'intoxiquent sans cesse, par la resorption des produits toxiques qui séjournent trop longtemps à la surface de leurs voies digestives; leur sang et leur lymphe charrient constamment des poisons solubles qui ne se seraient pas formés si la digestion stomacale eût été plus rapide ou qui n'auraient pas été absorbés si les fonctions de l'estomac s'étaient opérées normalement. Les tissus et les organes s'imprègnent de ces poisons; leur nutrition en est viciée et leurs fonctions en sont altérées. »

Quand on l'envisage ainsi sous ces deux faces, on s'explique mieux la physiologie pathologique qui préside à la formation des divers troubles morbides dont l'arthritisme est le point de départ.

L'élément congestif provoque des troubles circulatoires dont l'aboutissant terminal est l'artériosclérose et consécutivement les diverses scléroses viscérales.

L'élément chimique comprend deux sous-éléments dus, l'un à l'insuffisance d'oxydation et d'élimination, l'autre à la production et à la résorption des toxines alimentaires. Tous les deux conduisent à l'auto-intoxication et dès lors on s'explique comment l'arthritisme, devenu diathèse toxique, retentit au même titre que les autres intoxications (alcoolisme, saturnisme, etc.) sur le système nerveux pour y déterminer tantôt de simples troubles névropathiques, tantôt de véritables maladies névrosiques ou organiques.

Mais j'insisterai plus tard sur ce point en étudiant les rapports cliniques et chimiques que relèvent la diathèse arthritique et la diathèse nerveuse et en démontrant que dans les deux cas, on retrouve les mêmes troubles : *congestifs et chimiques*.

Un grand nombre de nerveux sont, en effet, comme les arthritiques, des insuffisants d'oxydation et d'élimination et, parfois, des intoxiqués par production et résorption de toxines digestives.

Pierret avait déjà dit que « les arthritiques sont des individus qui font de la mauvaise chimie »; j'ai pu dire de même aujourd'hui que certains nerveux et, en particulier, les neurasthéniques sont des « *asthéniques chimiques* » au même titre et par les mêmes procédés que les arthritiques.

CHAPITRE II

L'Arthritisme à Royat

———

Depuis longtemps Royat est la station classique de l'arthritisme, il suffit pour s'en convaincre de parcourir les travaux publiés par mes confrères sur le traitement à Royat des diverses manifestations de l'arthritisme : la goutte, le rhumatisme, les dyspepsies, le diabète, la gravelle, les affections catarrhales de la muqueuse respiratoire et les diverses maladies de la peau.

Tout récemment, le savant secrétaire général de la Société française d'hygiène, mon excellent confrère, le Dr Monin, dans une intéressante esquisse d'Hydrologie clinique consacrée à Royat, appréciait ainsi les avantages de cette station dans le « *Traitement de la diathèse urique.* »

« L'association du chlorure de sodium avec les bicarbonates alcalins s'oppose efficacement, ainsi que Bonninganet l'a démontré par ses expériences, à la formation exagérée de l'acide urique dans l'économie animale; aucune force médicamenteuse ne jouit, en effet, à un plus haut degré, de la propriété de comburer les résidus de l'assimilation, ces « fumerons de la combustion physiologique. »

Et plus loin : « L'arthritisme est une sorte de protée pathologique, dont les effets, toujours connexes et suivis nous obligent bien à reconnaître l'existence. Eh bien ! Royat ne s'attaque pas seulement aux symptômes pour réparer les ravages organiques; son action est, surtout, de modifier le terrain, en s'attaquant, si j'ose m'exprimer ainsi, au monstre lui-même. Les bains animés et gazeux stimulent, à merveille les téguments; l'eau de boisson neutralise l'acidisme constitutionnel et résout, peu à peu, les concrétions, tophacées ou noueuses, de la goutte et du rhumatisme, sans aucun des périls que Prunelle et Trousseau signalent, en semblable occurrence, dans l'usage des eaux thermales alcalines fortes. C'est à cause de ce pouvoir à la fois dissolvant et réparateur, que les Anglais si cruellement tributaires de la goutte, sous toutes ses formes, sont devenus les assidus clients de Royat.

« La cure de Royat rend les plus grands services aux arthritiques; c'est une médication trophique, exerçant sur toutes les cellules vivantes, une action essentiellement moléculaire, suractivant la diurèse et la diaphorèse, augmentant la contractilité musculaire dans toutes ses manifestations. »   (Royat, par le Dr Monin).

Je citerai encore le chapitre suivant d'un autre confrère, également étranger à la station, mais qui a fait une consciencieuse étude du régime et du traitement de l'arthritisme. Voici les conclusions formulées par cet auteur, le Dr Lejeune, dans un ouvrage qu'il vient de publier sur cette question :

Les Eaux minérales

LEUR VALEUR ET LEURS INDICATIONS DANS LA CURE

DE L'ARTHRITISME

« C'est surtout dans le traitement des états diathésiques et des affections chroniques que la cure par les eaux
minérales est indiquée et qu'elle produit de merveilleux
résultats ; dans le cas particulier de l'arthritisme, c'est
là plus qu'un adjuvant de la médication pharmaceutique,
c'est une médication très réelle et très efficace par elle-
même, à condition toutefois qu'elle soit judicieusement
appliquée et méthodiquement dirigée. Le traitement
hydro-minéral est, en effet, une arme à double tranchant
qu'il importe de savoir manier, non seulement pour en
retirer tout le bénéfice qu'on est en droit d'en attendre,
mais aussi et surtout pour échapper aux dangers d'une
cure mal comprise.

« Si l'on veut bien se rappeler ce que nous avons dit de
la nature de l'arthritisme et de ses principales manifestations, on comprendra sans peine à quelle classe d'eaux
minérales il convient de s'adresser pour le traitement de
cette diathèse. La note dominante de l'arthritisme étant
une hyperacidité des humeurs, l'usage des eaux alcalines
s'impose chez un arthritique. Voilà de ce chef une indication générale des plus importantes, mais elle ne saurait
suffire.

« L'hyperacidité des humeurs n'est qu'un symptôme
de l'arthritisme : sa cause profonde, nous l'avons
constatée, réside dans un trouble nutritif invétéré, que
nous avons désigné avec Bouchard sous le nom de

ralentissement de la nutrition. C'est donc à la fois comme agent d'alcalinisation du sérum et comme excitant du processus nutritif que devra agir le traiteme nt hydro-minéral ; si, de plus, à ces indications primordiales viennent s'adjoindre dans la composition de l'eau minérale choisie un élément tonique comme le fer et l'arsenic, un dissolvant des sédiments uratiques comme la lithine, on sera en possession d'un véritable spécifique naturel de l'arthritisme, sous quelque forme qu'il se présente et quelles que soient l'ancienneté et la gravité de ses manifestations.

« L'eau de Royat est, de toutes les eaux minérales françaises, celle qui répond le mieux à ces indications ; aussi est-ce la seule qui, depuis les remarquables travaux de Bazin, soit considérée comme ayant une véritable spécificité thérapeutique dans toutes les manifestations cutanées, articulaires et viscérales de l'arthritisme. « Royat, écrivait à ce propos le regretté Boucomont, fut reconnu la station arthritique par excellence. Voilà plus de vingt ans que l'expérience a démontré que les sujets qui se trouvaient le mieux de leur séjour à Royat étaient les arthritiques ; que les manifestations de cette diathèse se portassent sur le tube digestif ou les voies respiratoires, elles étaient toujours guéries, du moins notablement amendées ! »

« Essayons de nous rendre compte scientifiquement s'il est possible de cette action élective des eaux de Royat dans le traitement de l'arthritisme.

« La caractéristique des eaux de Royat nous paraît être l'union des bicarbonates et des chlorures alcalins (bicarbonates de soude et de potasse, chlorure de sodium). Ce sont des eaux chloro-bicarbonatées ou, si l'on préfère, chloro-alcalines mixtes. La présence, en notables proportions d'ailleurs, du fer, de l'arsenic et de la lithine ne fait qu'ajouter à cette base fondamentale des éléments d'action nouveaux et des plus efficaces, mais c'est à nos yeux la prédominance des chlorures qui donne à Royat sa vraie note et le différencie des eaux bicarbonatées sodiques vraies, comme Vichy, Vals, etc.

« On trouve dans chacune des quatre sources de Royat (Eugénie, Saint-Mart, César et Saint-Victor), en proportions différentes, l'association des principes minéralisateurs suivants :

Le chlorure de sodium depuis...	0,76	jusque	1,72
Le bicarbonate de soude — ...	0,39	—	1,34
Le bicarbonate de chaux — ...	0,68	—	1,02
Le bicarbonate de fer — ...	0,02	—	0,05
L'arséniate de soude à la dose de	0,044		
La lithine......... —	0,035		

Ces eaux renferment donc du bicarbonate de soude en quantité assez notable et, à dose moindre, du bicarbonate de chaux, de potasse et de magnésie. Près de deux grammes de chlorure de sodium, un peu de fer et d'arsenic en font un agent intermédiaire entre les eaux fortement alcanisées et les eaux salines simples.

Plusieurs auteurs et Gubler en particulier ont désigné les eaux de Royat sous le nom de lymphe minérale, à cause de leur intime rapport de composition avec le sérum du sang, la lymphe organique. C'est ce que démontre, en effet leur analyse.

Deux litres d'eau de Royat représenteraient environ un litre de sérum.

La présence dans ces eaux de l'acide carbonique, de l'azote, de l'oxygène rend l'analogie plus grande encore.

« N'y aurait-il pas dans ce simple rapprochement une explication toute naturelle de la spécificité des eaux de Royat contre l'arthritisme ? On serait fondé à le croire si l'on se rappelle que le sang est profondément vicié chez l'arthritique et que de son rajeunissement intégral, de son retour à la plasticité et à l'alcalinité normale, dépend la cure de la diathèse acide de l'arthritisme.

« L'action des eaux chlorurées sur la nutrition est d'ailleurs bien connue aujourd'hui et presque personne ne la conteste. Le professeur Lécorché est formel à cet égard. « Contrairement, dit-il, aux bicarbonates et sulfates alcalins et calcaires, les chlorures alcalins activent le processus nutritif, les eaux qui en contiennent sont utiles à prescrire dans tous les cas de déchéance organique, quelle que soit la cause de cette déchéance. » (Traité de la goutte, p. 660.)

« Cette action des eaux chlorurées sur la nutrition se traduit par une augmentation du chiffre de l'urée et une diminution de celui de l'acide urique. Les expériences de Voit, Weiske, Neubauer, Roth, etc., sont décisives à cet égard. « En présence de ces faits, ajoute Lécorché, on peut se demander si ces eaux n'ont pas une action s'opposant à la production de l'acide urique par suite des modifications qu'elles impriment au fonctionnement du foie.

« A ces données des plus importantes, il faut ajouter l'alcanisation du sang due à la fois aux chlorures alcalins, phénomène capital dans la cure des arthritiques.

« Ainsi : augmentation notable du travail d'assimilation des matières azotées (augmentation accusée par celle de l'urée et par la diminution de l'acide urique) ; augmentation de la diurèse (spécialement due aux chlorures et aux bicarbonates), tels sont les effets indéniables des eaux mixtes, chlorurées et bicarbonatées sodiques, dont Royat est le type par excellence.

« Notons en passant que les eaux bicarbonatées sodiques comme Vichy et Vals, loin d'exciter la nutrition, la ralentissent au contraire. Il est vrai qu'en alcanisant le sang elles ôtent à l'acide urique son action nocive; mais cette alcalinisation à outrance ne va pas sans de graves inconvénients et pour tout dire, sans de sérieux dangers. « L'abus, dit Lécorché, a pour conséquence l'anémie, fatalement liée à l'arrêt que subit le travail de nutrition. »

« Avec les eaux de Royat rien de tout cela à craindre. Leur faible minéralisation en bicarbonates, comparée à celle de Vichy ou de Vals. (1, 34 au lieu de 4 à 5 gr.), éloigne toute possibilité de cachexie alcaline. Au lieu de ralentir la nutrition, qui ne l'est déjà que trop dans l'arthritisme, elles l'excitent au contraire par le chlorure de sodium et répondent de ce chef aux deux grandes indications du traitement de cette diathèse.

1° Activer le travail nutritif ;

2° Restituer au sang son alcalinité normale.

« Ce serait une grande erreur de ne considérer dans une eau minérale que quelques-uns de ses éléments constitutifs, sans s'occuper des autres. Une eau minérale est un tout vivant que le chimiste peut bien disséquer en quelque sorte dans son laboratoire, mais qu'il ne saurait reproduire dans son intégrité d'action comme le fait la nature. En ce sens, on peut même dire que ce ne sont pas toujours ses principes minéralisateurs dominants dont l'action est plus énergique et tel de ses principes qui n'émargent à l'analyse qu'à la colonne des centigrammes ou des milligrammes n'en a pas moins une action capitale et décisive.

« Cette observation s'applique dans l'eau de Royat à l'arsenic, au fer et à la lithine qui en font une eau à part, une véritable *eau antiarthritique*.

« L'arsenic et le fer sont en effet des reconstituants de premier ordre et nous savons que de tous les médicaments appelés à combattre les manifestations cutanées de l'arthritisme, c'est l'arsenic et ses dérivés qui donnent les meilleurs résultats.

« Quant à la lithine, son effet utile comme dissolvant de l'acide urique n'est pas à discuter. Les expériences de Charcot, Moutard-Martin, en France; Garrot, en Angleterre, etc., ont prouvé que de tous les alcalins, la lithine est celui [qui combat le mieux les désordres occasionnés par un excès d'acide urique, qui détruit le mieux les produits tophacés des articulations. Sans vouloir faire de la lithine un spécifique contre la goutte, on admettra sans peine que la source Saint-Mart, alcaline et lithinée, convient admirablement dans le cas qui nous occupe : c'est la source des goutteux, dit-on vulgairement.

« Mais la goutte n'est autre chose que la manifestation d'un état primitif, existant depuis longtemps. C'est à l'essence même de l'affection, l'arthritisme, que s'adressent les eaux de Royat.

« Ce que la théorie permettait de prévoir et ce que la science explique relativement à l'action des eaux de Royat se trouve merveilleusement confirmé par la pratique. Que l'on conteste ou non la justesse de ce que nous venons de dire, il est indéniable que l'arthritisme se guérit souvent à Royat et que toujours ses manifestations y perdent de leur gravité. Les très nombreuses observations publiées chaque année par les médecins de cette station ne laissent pas de doute à cet égard. »

(Extrait du livre du docteur Lejeune : *Hygiène et traitement de l'Arthritisme*. Société d'éditions scientifiques, Paris, 1893. Volume in-12, 150 pages.

Mais je n'insisterai pas davantage sur ce point ; j'ai tenu seulement à citer les travaux récents, d'autant plus concluants qu'ils sont dus à la plume de confrères indépendants de toute attache professionnelle à la station.

Je tiens surtout pour ma tâche personnelle à démontrer que les maladies nerveuses ayant avec les maladies arthritiques les plus intimes rapports, se combinant ou alternant avec elles, tant dans l'individu que dans la famille, apparaissant sous les mêmes influences, se compliquant des mêmes lésions, dues au même trouble chimique de la nutrition générale, sont, au même titre, justiciables de la cure thermale de Royat.

CHAPITRE III

Rapports

entre les maladies nerveuses et arthritiques

Des rapports cliniques et chimiques entre les maladies nerveuses et arthritiques

Ces rapports sont aujourd'hui des plus évidents : ils ont été bien mis en lumière dans une série de travaux récents et ils reposent sur des considérations de divers ordres :

1° L'**hérédité** : Il est facile de prouver que les arthritiques engendrent souvent des nerveux et réciproquement ; le nervosisme et l'arthritisme s'observent communément dans la même famille ;

2° L'**évolution clinique** : Il est non moins facile d'établir que les divers troubles nerveux et arthritiques peuvent coexister ou alterner et se remplacer chez le même individu ; on voit fréquemment le rhumatisme se compliquer de désordres neuropathiques ; on voit même des accès de goutte alterner avec des accès de migraine, d'hypochondrie et même d'épilepsie ;

3° L'**étiologie déterminante** : Il n'est pas rare d'observer que les mêmes causes peuvent présider à l'apparition de ces divers troubles : c'est ainsi que des émotions morales peuvent tout aussi bien déterminer un accès de rhumatisme ou d'éruption cutanée qu'un accès de neurasthénie ou une crise d'hystérie.

Tels sont les principaux rapports d'ordre clinique.

Quant aux **rapports chimiques,** ils sont plus intéressants encore et beaucoup plus probants.

Il résulte, en effet, de recherches entreprises par le Dr Vigouroux avec le chimiste Gautrelet et de mes recherches personnelles avec le Dr Huguet, professeur de chimie à l'Ecole de médecine de Clermont-Ferrand, que les neurasthéniques présentent une identité absolue de formule urinaire avec les arthritiques (Vigouroux) ; mes documents personnels confirment cette notion pour la plupart des névropathes que j'ai eus à soigner, qui sont, ainsi que je l'ai dit, *des inférieurs, ou des dégénérés au point de vue chimique* comme au point de vue physico-psychique.

C'est ce que je vais essayer d'établir avec quelques détails.

Historique

D'après Trousseau, Hippocrate aurait déjà signalé le développement de troubles nerveux chez les arthritiques.

Mais c'est en réalité Lorry qui, dès le siècle dernier (1724), a nettement établi la dépendance et l'unité pathologique de ces deux états morbides ; il rapporte, en effet, une observation très concluante en l'espèce :

c'est l'observation d'une malade qui fut atteinte d'aliénation en remplacement d'accès de goutte ; l'aliénation guérit et fut, à son tour, remplacée par la réapparition de la goutte articulaire. Depuis lors, la maxime « *erumpente podagrà, solvitur melancolia* » est devenue classique.

Plus tard, Latour décrit sous le nom de « rhumatisme de la dure-mère » une variété des manifestations cérébrales de la goutte. Scudamore observe des troubles spasmodiques divers (contracture du diaphragme, tics douloureux) compliquant des désordres articulaires ; il cite le cas d'un goutteux qui, en proie à une douleur vive dans le genou, vit tout à coup cette douleur disparaître : « il survint alors du délire avec perte complète de la vision ». La douleur du genou reparut ; le délire et la cécité disparurent en même temps.

Turck appelle l'attention sur un phénomène plus intéressant encore : c'est la rétrocession d'accès de goutte sous l'influence d'émotions morales vives.

Monneret signale les névralgies et en particulier la sciatique comme très fréquente chez les arthritiques et il écrit : « les troubles qu'on observe du côté du système nerveux ont tous les caractères de la névrose : morosité, insomnie, céphalalgie frontale, vertiges, bruits d'oreille, etc.

Tous les auteurs qui se sont particulièrement occupés de la goutte, Graves, Begbie, Salomon, Gairdner, Jaccoud, Chauffard, Jules Simon, Labadie-Lagrave, Russel-Reynolds, Charcot et plus récemment Duckvorth, ont signalé la coexistence fréquente et l'alternance des manifestations goutteuses et nerveuses.

Depuis la simple névralgie intercostale ou sciatique

jusqu'à l'épilepsie, les paralysies et l'aliénation, tous ont observé que ces divers troubles pouvaient se développer chez les arthritiques et alterner avec des manifestations articulaires, les uns guérissant par le retour des autres.

Le rapport paraît si étroit à Duckworth qu'il n'hésite pas à déclarer que « la goutte est une affection du système nerveux, siégeant vraisemblablement dans la moëlle allongée où l'on peut placer le centre nerveux des jointures ».

Enfin, tout récemment, mon maître, le professeur Charcot, a repris la question et démontré, avec la méthodique précision qui caractérise tous les travaux du maître, les rapports étroits qui existent entre le nervosisme et l'arthritisme :

« On peut considérer, dit-il, dans une de ses leçons du mardi, l'arthritisme comme formant un arbre dont les principaux rameaux sont la goutte, le rhumatisme articulaire, certaines formes de migraines, des affections cutanées, etc. De l'autre côté, un arbre nerveux comprend la neurasthénie, l'hystérie, l'épilepsie, la paralysie générale, l'ataxie locomotrice, etc. Les deux arbres sont voisins, ils communiquent par les racines et ils ont des relations tellement intimes qu'on peut se demander quelquefois si ce n'est pas le même arbre ». (1)

Plus loin, il montre que ce que l'on croyait être de l'hérédité nerveuse n'est bien souvent que de l'hérédité arthritique, et que, selon son expression, un sujet atteint de névropathie doit être considéré seulement comme un épisode d'une maladie qui atteint toute une série de

---

(1) Leçons du mardi (87), p. 39.

générations et qui se manifeste chez chacune d'elles par une forme clinique différente.

C'est ainsi qu'on voit dans la même famille des affections cutanées telles que l'eczéma se transformer en goutte ou en rhumatisme chez les descendants immédiats, puis en migraine, en épilepsie, en chorée, en paralysie générale, etc., sur une troisième ou quatrième génération.

« Il y a, dit encore M. Charcot, chez certains malades, une conjonction de deux tendances qui se donnent la main : eczéma, migraine et rhumatisme d'un côté, toute la série nerveuse de l'autre, chorée, hystérie, etc.; c'est ce que je cherche à faire prévaloir dans mon enseignement. Il ne faut jamais s'arrêter à un épisode ; il faut lire l'histoire non seulement d'un individu, mais encore de sa famille ».

Mais, jusque là, tous ces faits avaient été signalés sans qu'on y attachât l'importance qu'ils méritent et sans en déduire de doctrine, sans en tirer de conclusions générales qui ont cependant le plus grand intérêt dans la pratique.

M. Charcot a été le premier, puis M. Lemoine, à appeler l'attention sur cette étroite parenté au point de vue clinique et thérapeutique.

Actuellement, enfin, M. Vigouroux publie un travail dont il m'a fait l'honneur de me confier l'introduction et dans lequel il démontre par $a + b$, c'est-à-dire mathématiquement, chimiquement, l'absolue identité de la formule urinaire des neurasthéniques et des arthritiques, et il en tire des conclusions du plus grand intérêt pratique relativement au régime et au traitement de ces diverses manifestations nuro-arthritiques.

3

Rapports cliniques

1° **Hérédité.** — On pourrait presque dire que le **neuro-arthritisme** constitue une seule et même diathèse, véritable **diathèse familiale,** les arthritiques engendrant des nerveux et réciproquement.

L'hérédité directe de l'arthritisme n'est plus à démontrer; tout le monde l'admet et des faits nombreux établissent qu'un goutteux ou un rhumatisant peut engendrer des rhumatisants ou des goutteux.

Mais ce qui nous intéresse ici plus particulièrement, c'est la génération des nerveux par les arthritiques. « La goutte, dit Gueneau de Mussy, au lieu de se transmettre sous la forme articulaire, peut revêtir une de ses nombreuses transformations : la fille d'un goutteux peut n'avoir pas d'arthrite, mais elle a de l'asthme, des migraines et des névropathies opiniâtres. »

Grasset prétend même que, par leur évolution clinique spéciale, les manifestations nerveuses des descendants de goutteux peuvent être reconnues comme des variétés nerveuses de la goutte elle-même.

Ce qui est certain, c'est que les goutteux engendrent des nerveux et parfois des nerveux graves : témoin le cas cité par Lasègue, d'un fils de gravelleux ayant des oncles goutteux, lequel, après avoir présenté lui-même des accès de coliques néphrétiques, fut ensuite atteint d'accès d'épilepsie.

Féré a observé des faits de même ordre.

Il n'est pas davantage rare de voir des arthritiques engendrer des hystériques, des migraineux, des vésaniques : j'ai, pour ma part, rencontré de nombreux faits de ce genre et, plus particulièrement, relevé l'hérédité arthritique chez les nombreux neurasthéniques que j'ai observés. Tantôt cette hérédité n'a créé que la prédisposition et il a fallu les causes habituelles de l'épuisement nerveux pour le déterminer ; tantôt je l'ai vue créer de toutes pièces et sans cause déterminante appréciable la variété de neurasthénie dite héréditaire.

L'action névrosigène de l'hérédité arthritique va jusqu'à l'aliénation mentale : on retrouve presque toujours l'arthritisme chez les ascendants des aliénés.

Parmi les troubles et les maladies névropathiques dépendant de l'arthritisme héréditaire, les plus fréquents consistent en des *modifications du caractère* qui est généralement plus irritable et impressionnable à l'excès ; des *migraines* et des *névralgies* diverses ; la *chorée* qui se rencontre presque toujours chez les descendants de goutteux ou de rhumatisants ; la *paralysie agitante* qui paraît aussi se développer de préférence chez les arthritiques héréditaires ; enfin, la *neurasthénie* et l'*hystérie*.

« L'arthritisme, dit Mossé, qu'il s'agisse de la goutte ou du rhumatisme, exerce une réelle influence sur l'éclosion de l'hystérie ; or, il s'agit là d'une influence diathésique spéciale et non pas d'une influence indirecte et banale qui serait due au retentissement que peuvent avoir des attaques de rhumatisme ou de goutte en anémiant ou affaiblissant l'organisme. »

2° **Evolution clinique**. — A ce point de vue, il y a lieu de signaler d'abord l'analogie de certains symptômes, communs aux affections nerveuses et aux affections rhumatismales, puis la coïncidence et l'alternance fréquente chez le même individu, de certaines manifestations ou maladies nerveuses et de la plupart des manifestations arthritiques.

A. Symptômes communs

On peut dire que le type clinique le plus pur et le plus complet de la diathèse rhumatismale, se trouve réalisé dans l'évolution du rhumatisme chronique.

Or, première remarque intéressante ; on a depuis longtemps cherché à expliquer la pathogénie du rhumatisme chronique par un trouble du système nerveux.

Sthal et Cullen admettaient qu'il s'agissait « d'un état particulier de tout le système » dépendant lui-même « d'un état des premières puissances motrices ; par suite on peut supposer que le rhumatisme consiste principalement dans l'affection de ces puissances » ; et, le siège de ces puissances n'est autre précisément que le système nerveux.

De nos jours, le professeur Bouchard n'hésite pas davantage à faire du rhumatisme chronique, une maladie nervo-trophique.

Dans une thèse récente (91) le docteur Cousin établit que « cette conception du rhumatisme chronique, considéré comme une maladie constitutionnelle dans laquelle le système nerveux prend une part considérable, a trouvé de nombreux partisans ».

« L'arthrite noueuse, dit-il plus loin, serait une maladie à part, peut-être une affection chronique du système nerveux, entraînant des arthropathies et des déformations articulaires à la façon de l'ataxie locomotrice et de la paralysie agitante ».

Il est en effet curieux de voir combien on rencontre, dans cette affection, de symptômes communs avec la plupart des maladies nerveuses; et, dans ses leçons du mardi, M. Charcot insiste sur l'analogie de quelques-uns de ces symptômes avec ceux de la paralysie alcoolique et de la sclérose latérale amyotrophique.

Klippel, classe ces troubles d'origine nerveuse qu'on rencontre dans le rhumatisme chronique, en troubles des nerfs trophiques, troubles des nerfs sensitifs et troubles des nerfs vaso-moteurs.

M. Cousin qui a fait, dans sa thèse, une étude détaillée de ces troubles, aboutit à la conclusion suivante « qu'on rencontre là une quantité considérable de désordres nerveux les plus variés ; et ces désordres ont leur équivalent dans les maladies du système nerveux proprement dit ».

On peut les résumer ainsi dans le tableau synoptique ci-dessous :

Troubles de la motricité
- Atrophies musculaires.
- Raideurs, spasmes et contractures.
- Tremblement et secousses fibrillaires.

Troubles de la sensibilité
- GÉNÉRALE
  - Douleurs des os, des muscles ou de la peau.
  - Parfois anesthésies.
- THERMIQUE | Sensations de chaud ou de froid.
- ÉLECTRIQUE | Diminution de l'électro-esthésie.

Troubles vasomoteurs
- Sueurs localisées. — Teinte cyanique.
- Acropathies diverses.

Troubles de la trophicité
- Etat lisse de la peau (glossy skin).
- Etat dépoli ou strié des ongles.
- Chute des dents et des poils.
- Sclérodermie, œdème, éruptions.
- Osteophytes et osteoporose.

On retrouve, du reste, dans les observations de rhumatisme chronique une série de symptômes qui rappellent les névrites périphériques, le tabes ataxique avec arthropathies, le tabes spasmodique, l'atrophie musculaire progressive, la sclérodermie, la paralysie agitante, la sclérose en plaques, et ces divers symptômes succèdent toutefois à une ou plusieurs attaques du rhumatisme.

Si l'on considère en particulier les *troubles articulaires*, on n'est pas peu surpris de rencontrer une identité presque absolue entre les arthrites du rhumatisme chronique et les arthropathies nerveuses du tabes : c'est à ce point qu'on a pu leur considérer la même physiologie pathologique et les rattacher à des actions réflexes s'exerçant sur les centres trophiques médullaires des articulations.

L'identité n'est pas moins évidente avec certains *troubles trophiques de la peau* qu'on rencontre dans le rhumatisme chronique et les affections nerveuses.

« C'est ainsi que la peau est souvent atrophiée, lisse, luisante, comme vernissée ; tantôt épaisse, blanchâtre, fendillée, squammeuse ; elle est le siège d'éruptions multiples, erythèmes, herpés, zona, pemphigus. Le tissu cellulaire est tantôt épaissi (myxœdème), tantôt, au contraire, il a tout entier disparu ; la peau se trouve alors comme adhérente, comme collée aux parties profondes et aux os ; on a le tableau complet de la sclérodermie. Les ongles présentent des lésions très accusées, les poils tombent et la calvitie en fer à cheval est caractéristique.

« Du côté des aponévroses, on voit survenir des rétractions ; il en est de même des tendons ».

Mais c'est surtout *du côté des muscles* qu'on observe des atrophies ou des troubles spasmodiques (tremblement,

crampes, contractions), ayant la plus grande analogie
avec les désordres musculaires d'origine purement et
directement nerveuse.

M. Raymond, dans ses remarquables études sur les
amyotrophies, en parle ainsi : « dans un membre dont
une articulation a été lésée, on voit apparaître divers
ordres de symptômes qui sont : l'impotence fonctionnelle, l'exagération des réflexes, des contractions
musculaires et de la contractilité faradique, les troubles
de la sensibilité et enfin l'atrophie musculaire.

« Celle-ci porte surtout sur la substance interfi-
brillaire des muscles et dépend du retentissement de
la lésion locale sur la moëlle qui devient le siège
d'altérations purement dynamiques ». (1)

En résumé, on peut conclure que, dans cette affection
rhumatismale type, le rhumatisme chronique, on rencontre toute une série de symptômes et plus particulièrement de troubles trophiques qui ont la plus grande
analogie de forme, de nature et d'évolution avec les
mêmes troubles rencontrés dans diverses maladies nerveuses et qui, vraisemblablement, résultent d'une
altération des centres nerveux.

Cette analogie de symptômes entre le rhumatisme et
les maladies nerveuses constitue une première preuve
clinique des rapports qui unissent ces deux ordres de
manifestations.

Mais la coïncidence et l'alternance de certains symptômes et de certaines affections nerveuses avec la plupart des maladies arthritiques est, en réalité, plus
démonstrative encore.

_____

(1) Raymond. *Recherches sur la pathogénie des atrophies musculaires consécutives aux arthrites.*

2. Concomitance et alternance des troubles nerveux chez les arthritiques

« On peut se convaincre, dit Charcot, que la diathèse arthritique dont le rhumatisme articulaire est un des représentants les plus autorisés, les plus vulgaires, et la diathèse nerveuse s'associent volontiers l'une avec l'autre, pour créer, en clinique, les combinaisons les plus variées. Il n'est pas, à proprement parler, un seul des membres neuropathologiques où l'association des deux diathèses (arthritique et nerveuse) ne puisse être signalée. »

De nombreuses observations établissent la coexistence chez le même sujet de troubles nerveux et de troubles arthritiques et ces troubles semblent bien relever de la même cause, du même vice constitutionnel, puisque souvent ils alternent et se remplacent les uns les autres.

Il n'est pas rare d'observer chez les goutteux des névralgies, des troubles de la vue, des céphalalgies, des migraines, des vertiges, des crampes, des myalgies, de l'asthénie musculaire, de la gastralgie, de l'angine de poitrine, etc.; souvent aussi on observe chez les mêmes malades des troubles psychiques divers, tels que mélancolie, hallucinations, phobies, accès de manie, voir même des périodes d'aliénation.

Mon maître et ami le Dr Féré a vu quelques-uns de ces troubles apparaître comme symptômes prémonitoires de l'accès de goutte ou rester indépendants de l'accès et se montrer alors comme des phénomènes de goutte anormale, abarticulaire ; d'autres, au contraire, succèdent à l'accès de goutte et se développent de préférence, lorsque l'évolution de l'affection articulaire a été troublée, soit accidentellement par un refroidissement subit, soit par une intervention intempestive. Dans quelques cas, la nature goutteuse des troubles nerveux est mise en évidence par leur disparition au moment de l'apparition des troubles articulaires.

Les plus fréquents parmi les troubles nerveux qu'on observe chez les arthritiques ont été bien décrits dans la thèse de Huyghe, qui a trait à l'évolution d'une variété arthritique de la paralysie générale progressive.

Conformément à la division que j'ai proposée pour la classification des principaux désordres nerveux, j'essaierai de démontrer : 1° Que les arthritiques sont des *gens nerveux ;* 2° Qu'ils sont fréquemment atteints de *névropathies* diverses ; 3° Qu'ils peuvent être affectés de *maladies névrosiques et même organiques* du système nerveux.

1° **De l'état nerveux chez les arthritiques.** — L'arthritisme produit souvent ce qu'on a appelé le tempérament nerveux. Lemoine aurait remarqué que cette diathèse influe sur le caractère, sur le moral des individus et leur donne un cachet de nervosité tout spécial en dehors de tout autre trouble ou maladie nerveuse. Selon cet auteur, on noterait « une mobilité extrême dans les idées, un nervosisme constant, une propension marquée à la tristesse, une tendance impulsive qui fait classer ces individus (les arthritiques) dans la catégorie des originaux. »

L'hypocondrie et la mélancolie ont été de tout temps signalées chez les goutteux et Russell-Reynolds insistait récemment encore « sur les troubles mentaux et nerveux d'origine goutteuse. » M. Lancereaux a de même signalé les modifications du caractère chez les herpétiques ; ce sont, dit-il, « des gens intelligents mais d'une volonté ferme ou chancelante, selon la prédominance de leurs facultés intellectuelles ou affectives ; leur esprit est inquiet, chercheur, insatiable, le plus souvent triste ou préoccupé, à moins que la tristesse ne soit remplacée par une gaîté exagérée comme si la pondération faisait défaut. » (Traité de l'herpétisme).

 « Ce qui domine, dit Huyghe, décrivant le caractère spécial des arthritiques en plein état de santé, c'est un caractère tout particulièrement excitable qui donne à celui qui le possède une très grande sensibilité et le fait réagir vivement à l'occasion d'impressions même futiles ; ils ne sont pas aussi nerveux que les neurasthéniques ou les névropathes héréditaires, mais ils le sont d'une façon plus constante, en ce sens, que ces derniers échappent souvent pour un temps plus ou moins long au tempérament qui les domine, tandis qu'eux s'y trouvent soumis d'une façon permanente. »

Le Dr Sénac, de Vichy, qui a fait une étude approfondie des arthritiques déclare que « l'effet général le plus immédiat de la diathèse congestive sur le système nerveux se traduit par la sensation même qu'éprouve le malade de cet état de phlétore congestive. Ce sentiment de plénitude, de congestibilité facile, sous l'effet d'une cause occasionnelle légère, la susceptibilité aux variations de température qui fait redouter les moindres courants d'air, l'état d'agacement suivi de véritables souffrances qu'impose l'obligation de rester immobile et de ne pas céder au besoin impérieux de se mouvoir et de changer de place sont autant de phénomènes qu'il est possible de rapporter à la diathèse congestive. »

Cette inquiétude morale qui paraît constituer le fond du caractère des arthritiques peut, s'il est poussé plus loin, aboutir à la véritable hypocondrie dont on observe alors deux variétés.

(*a*) La variété pathophobique.
(*b*) La variété anxieuse.

La pathophobie est fréquente chez les arthritiques et paraît due à la multiplicité des malaises passagers qu'ils éprouvent sous l'influence des poussées congestives également multiples et passagères auxquelles ils sont exposés. Dès lors ils s'interrogent à tout instant sur les moindres sensations anormales qui les tourmentent. Ils désespèrent de guérir et redoutent le développement des maladies viscérales graves, lorsque les poussées congestives affectent les viscères. Ils ont constamment souci de leur santé, s'enthousiasment facilement pour les nouvelles méthodes de traitement et perdent aussi rapidement confiance lorsque la guérison se fait trop attendre. Ce sont eux surtout qu'on voit consulter les divers spécialistes, tantôt pour le cœur, tantôt pour le foie, tantôt pour l'estomac, tantôt pour leurs jointures, tantôt pour leur gorge, leur larynx, etc. L'hypochondrie anxieuse (Huyghe), se montre parfois avec une telle intensité qu'elle constitue un véritable état morbide spécial qui consiste en une tristesse profonde avec découragement et produit parfois des accès de mélancolie dus à l'apparition de nouvelles poussées congestives.

En somme, si l'on en croit la plupart des auteurs qui ont traité cette question, il faudrait admettre que tous les arthritiques sont des nerveux.

Sous une forme aussi générale, cette conclusion me

paraît exagérée; j'ai vu de vrais rhumatisants qui ne présentaient aucun stigmate de nervosisme.

Mais ce qui est certain c'est que la plupart présentent de ces modifications du caractère, avec irritabilité, impressionnabilité, inquiétudes, tristesse, etc., et rentrent ainsi dans la série des nerveux. En outre, beaucoup peuvent être atteints de désordres névropathiques divers tels que névralgies, migraines, etc. D'autres vont jusqu'à la névrose définie et aboutissent à la neurasthérie, l'hystérie, la chorée, la paralysie agitante, etc. D'autres enfin, peuvent être frappés de véritables maladies nerveuses organiques telles que l'ataxie, la paralysie générale, et quelques-uns fournissent, dans certains cas, des épisodes plus ou moins passagers de l'aliénation mentale.

2° **Des accidents névropathiques chez les arthritiques**. — Il s'agit là de troubles nerveux qui ne constituent pas à eux seuls une maladie nerveuse proprement dite, mais qui sont des manifestations locales d'un état névropathique plus accusé déjà que le simple nervosisme.

Les arthritiques sont particulièrement exposés à ces divers troubles; ils sont souvent atteints de vertiges, de névralgies, de migraines, d'illusions sensorielles, d'insomnies, de crampes, etc.

Les **vertiges** sont assez communs et affectent diverses formes; ils peuvent persister longtemps sans qu'on puisse les rattacher à une cause connue et ce qui prouve nettement leur origine diathésique c'est leur disparition subite qu'on observe parfois à la suite d'un franc accès de goutte (Trousseau, Lasègue, Bouchard).

La **migraine** est peut être le trouble névralgique

le plus classique de l'arthritisme; à elle seule, elle permet de faire le diagnostic de la diathèse et son seul vrai traitement est celui de l'état général; les migraines ne cèdent réellement qu'à l'action plus ou moins prolongée du régime diététique et de la franklinisation; c'est le cas de répéter ici l'axiome : « Naturam morborum curationes ostendunt. »

Les *névralgies* de toutes sortes sont également très fréquentes chez les arthritiques ; c'est ainsi qu'on peut classer dans la série des névralgies dites rhumatismales un grand nombre de névralgies faciale, intercostale, et surtout sciatique; la pleurodynie, la gastralgie, les cardialgies, l'angine de poitrine et divers autres visceralgies relèvent aussi le plus souvent de l'influence diathésique de l'arthritisme.

Certaines *illusions sensorielles*, mais surtout celles de la vue, s'observent comme symptômes précurseurs de poussées articulaires et même cutanées ; les mouches volantes, les pluies d'étoiles, et divers autres scotomes sont les plus communes de ces illusions sensorielles.

Les *troubles du sommeil* consistent en insomnies, cauchemars, réveils brusques en sursaut, crampes douloureuses au milieu de la nuit, etc.; ces troubles sont très analogues à ceux qu'on observe dans la neurasthénie qui présente on le verra plus tard beaucoup d'autres analogies et des plus importantes avec l'arthritisme.

3° **Des maladies nerveuses chez les arthritiques. A. Névroses.** — Dans un travail dont j'ai déjà parlé et qui sert d'intermédiaire entre la première et la deuxième édition de mon ouvrage sur *La Neurasthénie*, mon maître le docteur Vigouroux établit sur des bases précises (analyses chimiques), l'identité diathésique de la neurasthénie et de l'arthritisme qui présentent, en effet, exactement la même formule urinaire.

Déjà M. Huchard avait écrit, avec son grand sens clinique, que « dans la plupart des cas, la neurasthénie est une névrose arthritique. » M. Vigouroux est allé plus loin en essayant de démontrer « que tous les neurasthéniques étaient des arthritiques. «

Ce n'est pas, à mon avis, qu'il faille nécessairement être arthritique pour devenir neurasthénique, mais il paraît bien évident que la première de ces conditions favorise notablement le développement de l'autre et ce qui paraît bien démontré c'est que chez tous les neurasthéniques on retrouve les caractères chimiques de l'arthritisme.

Mais je reviendrai plus loin sur cette question très importante; pour le moment, il me suffira d'enregistrer ce fait que la neurasthénie s'observe très fréquemment et se développe très facilement chez les arthritiques.

L'hystérie elle-même s'observe dans les mêmes circonstances : « il est absolument démontré, dit Huchard, que l'arthritisme, et par ce mot, nous entendons toutes les affections articulaires et abarticulaires de la diathèse dégénère souvent en névropathie; sans doute, il s'agit plutôt de cette hystérie vague, connue sous les noms divers de neurasthénie et de nervosisme; mais parfois aussi l'état nerveux engendré par l'arthritisme peut s'élever jusqu'à l'hystérie. Il en résulte que cette affection s'élève ainsi parfois, jusqu'au rang de maladie constitutionnelle, ce qui explique peut-être sa résistance aux moyens thérapeutiques ordinaires. »

La Chorée est encore en relation plus étroite avec la diathèse rhumastimale. On la voit le plus souvent succéder ou alterner avec des attaques de rhumatisme; mais le fait est trop bien connu pour que nous y insistions davantage.

L'**Epilepsie** chez les arthritiques pour être moins commune n'en est pas moins, dans certains cas, une manifestation évidente de leur diathèse; c'est ainsi que Teissier, de Lyon, a cru pouvoir rattacher au seul arthritisme, la production de crises épileptiques qu'il a vues alterner avec des accès de goutte ou succéder à des poussées de gravelle. C'est ainsi encore qu'on peut observer certains accès épileptiformes tardifs, dont l'étiologie et la nature demeurent inconnues jusqu'à ce qu'un accès de goutte vienne en éclairer la pathogénie en les faisant disparaître.

La **Paralysie agitante** dont on ne connaît pas encore exactement la lésion, mais qui pourrait bien n'être qu'une maladie du système musculaire, une sorte de *myopathie spasmodique généralisée,* paraît se développer de préférence chez les arthritiques.

Certains auteurs ont même décrit une variété rhumastismale de la maladie de Parkinson (Vaisselle) et d'ailleurs on rencontre à l'autopsie des lésions musculaires analogues à celles de la myosite rhumatismale. (Pierret).

Féré a observé un cas de paralysie agitante à forme unilatérale qui parut succéder à du rhumatisme unilatéral chez un arthritique héréditaire.

Telles sont les principales maladies du système nerveux, dites encore *névroses*, qu'on peut rencontrer au cours de la diathèse arthritique.

Quant à l'**aliénation mentale**, tout le monde sait qu'elle peut apparaître chez un goutteux qui perd ses poussées articulaires et qu'elle peut de même disparaître à l'occasion du retour des manifestations articulaires.

Dagonnet cite des malades qui souffraient alternativement d'attaques de goutte et d'accès d'aliénation et Ball a décrit à part « la folie rhumatismale ».

J'ai, pour ma part, observé déjà plusieurs fois, des désordres psychopathiques (phobies, hypochondrie, etc.) qui manifestement développés chez des arthritiques héréditaires se remplaçaient par des poussées articulaires ou viscérales et disparaissaient sous l'influence d'un traitement général anti-diathésique.

J'ai soigné, ici même, plusieurs cas de *mélancolie* goutteuse (malade confiée par le Dr Brandt) et de *névropathie phobique* chez des goutteux qui ont retiré les plus grands avantages de la cure thermale de Royat combinée à l'électrothérapie. Tous ces malades présentaient, à leur arrivée, un coefficient d'oxydation très inférieur (52, 50, et même 44) qui, à leur départ, s'était notablement relevé (65, 79, 80) en même temps que s'atténuaient leurs désordres psychopathiques.

B. Maladies organiques du système nerveux chez les arthritiques. — On a depuis longtemps observé que certaines attaques d'*apoplexie cérébrale* passagères, présentaient la périodicité d'accès goutteux et guérissaient par le retour de fluxions articulaires disparues. On a de même signalé la fréquence de l'arthritisme dans l'ataxie locomotrice et la paralysie générale progressive.

L'ataxie locomotrice dans laquelle, il faut bien en convenir, on relève presque toujours l'antécédence de la syphilis est pourtant un accident rare relativement à la fréquence considérable de l'infection spécifique. Il faut donc autre chose que la syphilis pour faire le tabes et cette autre chose paraît être dans l'existence d'un terrain diathésique créant la prédisposition. Or ce terrain de prédisposition serait l'arthritisme dans la plupart des cas.

« L'arthritisme est probablement le facteur primordial qui facilite l'action de la syphilis, de l'alcoolisme ou des autres causes que l'on croit engendrer l'ataxie. Le tabes survient souvent chez des diathésiques, surtout chez des rhumatisants héréditaires. » (Combal).

« On trouve souvent, dit le professeur Gasset, chez les ataxiques, un arthritisme héréditaire ou personnel qui a préparé le terrain d'abord et qui, ensuite, sous l'influence d'excès ou de toute autre hérédité (névropathique), se localise sur l'axe spinal et développe dans les cordons postérieurs des scléroses que, dans d'autres cas, on observe sur d'autres organes. »

M. Lemoine, dans son cours sur le traitement des maladies nerveuses, a appelé l'attention sur les heureux résultats que donnent parfois l'administration des alcalins et des arsenicaux chez les tabétiques.

Il ne faudrait pas exagérer ma pensée dans ce sens et croire que j'essaie d'établir l'indication de la cure alcalino-arsenicale de Royat dans le traitement des ataxiques. Je ne veux ici, m'appuyant sur d'autres autorités que la mienne, que démontrer le rôle joué par l'arthritisme dans la prédisposition au développement de certaines neuropathies organiques.

La **paralysie générale progressive** subit elle-même cette influence d'une manière peut-être plus manifeste encore, ainsi que M. Huyghe l'a bien établi

4

dans son travail sur « la paralysie générale arthritique. »

Il existe des observations précises de goutteux avérés
qui, du jour où ils sont entrés dans la paralysie générale, ne présentent plus trace de manifestations goût-
teuses ; inversement on a observé des rémissions dans la
p. g. p. coïncidant avec la réapparition de désordres
articulaires. (Charcot).

Mais, bien plus, il existerait selon quelques auteurs
(Régis, Lemoine) une variété arthritique de la paralysie
générale.

L'arthritisme, dans ces cas, parait être seul en cause.
Le début en est caractérisé par une période d'hypocondrie sans délire, apparaissant et persistant plus ou
moins longtemps avant tout autre trouble cérébral.
Cette hypocondrie ne serait que l'exagération des modifications du caractère qui sont si communes chez les
arthritiques et consistent en inquiétude, tristesse, idées
noires, dépression morale, etc., précédant l'apparition
du tremblement, de l'embarras de la parole et de l'iné-
galité pupillaire.

C'est dans cette forme qu'on voit se produire des
rémissions dues à des poussées arthritiques du côté des
jointures ou des viscères ; mais la disparition de ces
poussées articulaires ou viscérales serait suivie d'une
recrudescence de la maladie nerveuse. Souvent aussi, on
observe des attaques apoplectiformes qui peuvent alors
être enrayées par la médication dérivative.

Enfin, la nutrition générale est ici sérieusement com-
promise et on assiste à l'évolution d'un affaiblissement
organique rapide.

Mais ce qui caractérise le mieux cette variété, c'est

son caractère de dépression moralè, d'hypocondrie, d'abattement général, de taciturnité, etc., sans mégalomanie et sans loquacité.

La paralysie générale arthritique serait surtout favorisée par la fréquence des poussées congestives vers les centres encéphaliques ; en outre, l'intoxication par insuffisance des oxydations organiques joue un rôle non moins actif en favorisant la production de l'arterio sclérose.

C'est ainsi qu'on explique d'ailleurs l'influence prédisposante de l'arthritisme dans l'étiologie de la p. g. p. On sait combien sont fréquentes les associations toxiques dans cette maladie : syphilis et alcoolisme, alcoolisme et saturnisme sont ici des combinaisons fréquentes.

L'autointoxication arthritique est probablement la plus commune à côté de l'infection spécifique dans la détermination de la paralysie générale.

3. Etiologie déterminante.

C'est encore un argument puissant en faveur de l'étroite analogie qui relie les maladies nerveuses aux maladies arthritiques que ce fait, qu'on voit souvent les mêmes causes présider au développement de ces diverses maladies.

M. Rendu, dans l'article goutte du dict. encyc. d. sci. méd. voulant établir la grande part que prend le système nerveux dans l'évolution de la goutte, fait remarquer que les émotions morales, la fatigue cérébrale, le surmenage intellectuel, etc., deviennent souvent la cause provocatrice d'accès de goutte. »

On retrouve les mêmes causes provocatrices dans la détermination de la plupart des maladies nerveuses.

Ces mêmes causes peuvent engendrer indifféremment
des troubles arthritiques ou des troubles nerveux pourvu
que le sujet y soit prédisposé par une hérédité plus ou
moins arthritique ou névropathique.

Ne voit-on pas les émotions vives et le traumatisme
déterminer une maladie de peau ou des désordres articulaires aussi bien que la neurasthénie ou l'hystérie.

Notre excellent confrère de Royat, le Dr Puy-le-Blanc
a précisément signalé dans son travail sur « *L'Eczéma
et son traitement par les eaux minérales* », la curieuse
observation d'une malade qui fut subitement atteinte
d'une poussée furonculeuse et d'eczéma à la suite d'émotions morales très pénibles.

On voit également les mêmes causes qui ont provoqué
l'apparition de manifestations cutanées ou articulaires,
provoquer aussi chez le même sujet l'apparition de
manifestations névropathiques.

En résumé, il est d'observation courante de voir
certaines causes servir de point de départ commun chez
un arthritique, tantôt à des phénomènes d'ordre rhu-
matismal, tantôt à d'autres, d'ordre névropathique.

Et il nous paraît logique de conclure, pour ces diverses
raisons d'ordre purement clinique, que l'arthritisme est
presque toujours combiné à d'autres facteurs pour la
détermination de la plupart des maladies nerveuses.

Rapports chimiques

Dans un travail qui vient de paraître ayant pour
titre « Neurasthénie et Arthritisme » (1) et dont l'au-

---

(1) Neurasthénie et Arthritisme par le Dr Vigouroux, avec
introduction par le Dr Levillain (in-16, 130 p., Maloine éditeur).

teur, M. le Dr Vigouroux, m'a fait l'honneur de me confier l'introduction, il a été facile d'établir que la neurasthénie, la plus fréquente peut-être des maladies nerveuses, présente une formule urinaire et des troubles chimiques exactement analogues à ceux que l'on observe dans l'arthritisme.

Dans cette introduction, je signale que « parmi toutes les données nouvelles sur la question de la neurasthénie, celles qui paraissent le plus intéressantes et surtout le plus pratiques sont dues aux méthodiques recherches de M. Vigouroux sur la formule urinaire des neurasthéniques.

Nous avions nous-même, pendant nos deux dernières années à Royat, dirigé nos recherches dans ce sens, et, sans avoir pu réunir des documents chimiques aussi précis que M. Vigouroux, nous étions arrivé à peu près aux mêmes conclusions cliniques sur les modifications de l'urine et sur les conditions de la nutrition générale chez les neurasthéniques.

Ces conclusions comportent les plus importantes applications thérapeutiques et nous pensons qu'elles contiennent enfin la base d'un mode « *de traitement rationnel* » (Vigouroux) de la neurasthénie. Ce qui en fait le grand intérêt, c'est qu'elles paraissent en flagrante contradiction avec les notions les plus courantes sur le régime alimentaire des malades et sur l'interprétation pathogénique de la plupart de leurs troubles.

Dans la seconde édition de son excellente étude sur la neurasthénie, M. Bouveret remarque déjà très justement qu'une maladie comme celle-là ne saurait faire autrement que de porter une « atteinte sérieuse et durable à la nutrition générale elle-même, et par suite provoquer des modifications notables de la sécrétion urinaire » : lui-même avait entrepris sur ce point quelques « recherches trop récentes et trop peu nombreuses pour en tirer aucune conclusion.

C'était donc une chose indiquée que les recherches à faire dans ce sens, puisque tous les auteurs qui se sont occupés spécialement de la question, ont en même temps songé à le faire ; toutefois, c'est à M. Vigouroux qu'on devra d'avoir le premier dirigé ces recherches dans un sens précis, à l'aide d'une méthode parfaitement rigoureuse, spécialement applicable à l'étude de ces troubles.

M. Vigouroux fait remarquer, à juste titre, qu'on oublie trop souvent, en neuropathologie surtout, de tenir compte de l'état général dans la formule des indications thérapeutiques.

On voit trop le symptôme ou le syndrome isolé (sensitif, moteur ou psychique) et on ne s'arrête pas assez à l'étude du terrain sur lequel il évolue. Un seul de ces terrains préoccupe, justement d'ailleurs, mais trop exclusivement, certains neuro-thérapeutes : c'est la syphilis.

Or ici, la syphilis ne joue qu'un rôle très effacé ; il est d'autres conditions diathésiques ou nutritives, comme on voudra les appeler, héréditaires ou acquises, causales ou consécutives, mais presque toujours fatalement concomitantes, qui doivent faire envisager la neurasthénie à un tout autre point de vue que le point de vue purement nerveux.

Dans cette maladie générale, où les divers organes indispensables à la nutrition sont si fréquemment et parfois si sérieusement atteints, plus peut-être que dans toute autre maladie nerveuse, il faut tenir compte des conditions de milieu chimique ou plasmique dans lesquelles elle évolue.

Ces conditions peuvent être révélées par l'examen chimique de l'urine qui, comme on le sait, reflète elle-même exactement la composition du sang.

Il y a, ainsi que M. Féré l'a bien démontré, à côté de tout acte nerveux, toute une série d'actes physiques qui en constituent comme le substratum matériel, l'extériorisation mécanique : il doit y avoir aussi parallèlement toute une série d'actes chimiques délicats à apprécier, il est vrai, mais ici assez nettement tangibles, en raison des modifications profondes que l'état neurasthénique imprime à tout l'organisme.

Formule chimique de la Neurasthénie

On pourrait presque dire aujourd'hui qu'il y a une formule chimique de la neurasthénie.

Ayant moi-même dirigé mes recherches dans ce sens, j'étais arrivé à cette impression clinique, que tous les neurasthéniques sont non seulement des asthéniques nerveux (psychiques et musculaires), mais aussi des *asthéniques chimiques ;* ce sont des inférieurs dans leurs manifestations chimiques comme dans leurs manifestations physico-psychiques; pour abuser encore une fois de la formule classique, ce sont des « ralentis de la nutrition.

Tout le monde sait aujourd'hui, grâce aux magnifiques travaux de M. Bouchard, ce que signifie ce mot et la haute valeur qu'il a en clinique.

M. Huchard avait, lui aussi, entrevu la situation en disant que la plupart des neurasthéniques étaient des arthritiques. Sans doute, si l'on prend ce terme, au sens

étroit de maladies à manifestations articulaires, on doit
convenir que celles-ci n'appartiennent pas nécessairement
à la neurasthénie; mais si on entend le mot arthritisme
dans un sens plus général, soit dans le sens chimique,
il faut se rendre à l'opinion de M. Vigouroux, que « *tous
les neurasthéniques sont des arthritiques* », c'est-à-dire
des inférieurs, des ralentis ou mieux encore des insuffisants, au point de vue chimique. Cette opinion est fondée
sur environ 150 analyses d'urines faites à l'aide de la
méthode spéciale de M. Gautrelet, aboutissant à cette
conclusion que « *l'urine neurasthénique est une urine
hyperacide avec diminution des produits excrémentitiels
normaux et augmentation ou présence anormale des
produits d'oxydation incomplète* » (Vigouroux).

La méthode de M. Gautrelet utilisée par M. Vigouroux offre ce grand avantage sur les autres procédés
d'analyses, d'établir d'abord un *coefficient urologique
individuel,* c'est-à-dire, une formule urinaire, en quelque
sorte idéale pour le sujet et en rapport avec ses conditions biologiques individuelles, c'est-à-dire, son âge,
son poids, sa taille, son régime, etc.

C'est la comparaison de cette formule urinaire, idéale
pour l'individu, avec sa formule urinaire vraie, qui
permet d'établir sa situation exacte, son niveau dans
l'échelle du chimisme de la nutrition générale.

Tous les neurasthéniques observés par M. Vigouroux
se trouvent être à un niveau inférieur, et, non seulement
ils comburent mal et désassimilent insuffisamment,
mais encore ils s'encombrent de matériaux toxiques,
anormaux du moins, dont la présence peut aggraver et
entretenir l'état morbide général.

C'est grâce à la méthode de M. Gautrelet que M. Vigoûroux a pu établir l'uniformité générale de cette formule urinaire chez les neurasthéniques. En effet, il arrivait avec les autres méthodes, qu'on considérait certains malades comme présentant une élimination insuffisante de l'urée, alors qu'en réalité leur coefficient urologique individuel démontrait qu'ils éliminaient une quantité d'urée supérieure à leur normale individuelle et par suite exagérée. Inversement on considérait comme azoturiques des malades qui en réalité présentaient un chiffre d'urée normal pour leurs conditions personnelles ; or les conclusions thérapeutiques et surtout diététiques qui peuvent résulter de ces recherches sont des plus importantes ; sans doute, on pourra dire que l'état du chimisme général qui paraît appartenir à la neurasthénie, est lui-même secondaire, et dû lui-même à un trouble primitif du système nerveux. Mais il faut d'abord remarquer que la neurasthénie se produit souvent au cours de cet état, qu'elle ne fait qu'exagérer, et que celui-ci constitue une réelle prédisposition : il y a donc de ce côté, déjà une indication formelle à s'en occuper thérapeutiquement.

D'autre part, alors même que les troubles chimiques de la neurasthénie se seraient produits sous l'influence d'un ébranlement nerveux primitif, ils n'en constituent pas moins un terrain général, une sorte de milieu de culture favorable à l'aggravation et à la persistance des désordres neurasthéniques.

Enfin, l'application des indications thérapeutiques découlant de la formule chimique des états neurasthéniques, fournit par les résultats curatifs qu'elle produit, la meilleure preuve de l'importance qu'on doit attacher à l'état de la nutrition générale dans le traitement de la neurasthénie (1).

Voici maintenant comment M. Vigouroux s'exprime à ce sujet :

Caractères de l'urine neurasthénique. — « J'ai sous les yeux les protocoles d'analyse de plus de 150 malades. Il s'agit de cas de neurasthénie absolument indiscutable et le plus souvent tenace, c'est-à-dire ayant résisté à tous les traitements antérieurs. Une chose frappe tout d'abord, c'est l'extrême analogie, l'uniformité même du tracé, si bien que l'un quelconque peut-être pris pour type.

« Les chiffres des deux colonnes où figurent le volume et les éléments fixes sont inférieurs à la normale. *L'acidité est de beaucoup supérieure, c'est le trait le plus saillant et le plus constant de l'urine neurasthénique.* Dans le schéma que nous avons pris pour exemple, le rapport de l'acidité à la normale est de 2 1/2 à 1. Le plus ordinairement ce rapport est plus élevé, jusqu'à 5 et 6 pour 1. De sorte que le point correspondant à l'échelle du schéma doit être marqué hors du cadre et très au-dessus.

Le *chlore* est très variable. On sait que c'est un des éléments qui varient le plus suivant la nature de l'alimentation.

L'urée, assez variable aussi et pour les mêmes raisons, mais dans des limites plus étroites, ce qui fait qu'elle n'atteint ou ne dépasse que très exceptionnellement la normale,

L'acide urique, également inférieur. Le rapport de

---

(1) Levillain.—*Introduction à Neurasthénie et Arthritisme,* p.Vigouroux,

l'acide urique à l'urée ne s'éloigne guère de la normale : 1/45.

L'acide phosphorique diminue aussi. Son rapport à la normale est généralement inférieur à celui des éléments fixes. La comparaison de ces rapports des éléments fixes et de l'urée fournit, suivant M. A. Robin, le cœfficient d'oxydation.

« M. Gautrelet considère ce fait comme caractéristique de l'hyperacidité et devant la faire admettre, lors même que la réaction du papier de tournesol ne parlerait pas dans le même sens. Dans ce dernier cas, l'hyperacidité est *virtuelle* (voir son travail). Disons de suite que cette exception apparente ne s'est pas présentée dans nos analyses relatives à la neurasthénie, bien que nous l'ayons rencontrée dans d'autres.

Enfin *l'urobiline* est également inférieure à la normale sauf dans le cas fréquent de congestion hépatique.

« Comme résumé comparatif, pour les éléments normaux, on peut dire: augmentation absolue de l'acidité, diminution de tous les autres éléments, au moins de ceux qui figurent dans le schéma. Parmi les éléments normaux qui n'y figurent pas, il faut noter, au contraire, l'*augmentation* presque constante *des leucomaïnes* et celle très fréquente des *sulfo-cyanures*.

« **Eléments anormaux.** — Les plus fréquents sont: l'acide lactique libre, en quantité parfois considérable (12 grammes par 24 heures dans deux cas). Nous ne l'avons vu manquer que chez deux malades déjà en traitement. Il peut donc être considéré comme constant.

(1) L'hyperacidité paradoxale, *Soc. de méd. pratique.* 31 octobre 1889.

Je n'insiste pas sur l'importance de ce fait. (1)

On trouve aussi, sauf de très rares exceptions, soit l'indican (presque constant, et quelquefois très abondant), soit l'indol ou le skatol.

L'oxalate de chaux se constate dans le tiers des cas environ.

Le glucose, l'inosite, les peptones, la sérine, se rencontrent avec une fréquence moindre.

« Nous répéterons donc : les neurasthéniques sont des arthritiques. Cela posé, deux questions se présentent. D'abord faut-il conserver la réserve faite par M. Huchard et dire seulement : la plupart des neurasthéniques ? Nos analyses ne nous permettent pas l'hésitation. *Tous les neurasthéniques, sans exception, sont des arthritiques.* En d'autres termes, tout malade présentant le tableau symptomatique tracé par Beard puis par Levillain, Bouveret, Mathieu, aura une urine semblable à celle décrite plus haut, Il n'y a donc pas à faire de distinction entre les neurasthéniques simples et les neuro-arthritiques. Par lui-même, le mot neurasthénie implique l'idée d'arthritisme.

Les neurasthéniques se trouvent donc exactement, au point de vue chimique, dans les mêmes conditions que les arthritiques ; ce sont des diminués, des asthéniques, des ralentis de la nutrition générale, selon le mot de Bouchard.

Or, M. Bouchard a démontré qu'il y a ralentissement de la nutrition:

« 1° Quand, après l'ingestion d'une quantité déter-

---

(1) En injectant de l'acide lactique dans les vaisseaux, Charrin a réussi à faire naître des modifications portant surtout et d'abord sur les éléments nobles, CHARRIN, *Poisons de l'organisme.*

minée d'aliments, l'organisme met un temps plus considérable qu'à l'état normal pour revenir à son poids primitif;

2° Quand la ration d'entretien peut être plus faible que la normale ;

3° Quand le poids du corps augmente avec la ration normale ;

4° Quand, avec la ration d'entretien, la quantité des excreta est moindre que la normale ;

5° Quand, pendant l'abstinence, la diminution du poids du corps est moindre que normalement ;

7° Quand on voit apparaître dans les excreta des produits incomplètement élaborés, l'acide urique, l'acide oxalique, les autres acides organiques, les acides gras volatiles ;

8° Quand il s'accumule dans le corps un ou plusieurs principes immédiats, l'alimentation étant d'ailleurs normale ;

9° Quand il y a plus qu'à l'état normal un abaissement de la température du corps pendant le repos et l'abstinence et particulièrement pendant le sommeil.

Ces neuf caractères s'enchaînent, mais on peut rarement les constater tous. Il suffit qu'un seul parmi eux soit nettement établi. »

(Bouchard. *Des maladies par ralentissement de la nutrition*).

Or, ces caractères s'observent pour la plupart dans la neurasthénie comme dans l'arthritisme et les conclusions de M. Vigouroux sont formelles à cet égard :

« Le grand caractère de l'urine neurasthénique est d'être très nettement une urine arthritique. Les analyses de cette urine sont identiques à celles que fournit l'arthritisme en général en dehors de toute manifestation névrosique. »

« La présence constante ou fréquente de ces éléments anormaux achève de caractériser l'urine neurasthénique; c'est une *urine hyperacide avec diminution des produits excrémentitiels normaux, et augmentation ou présence anormale des produits d'oxydation incomplète.*

« Or, comme l'urine reflète exactement la composition du sang (la réaction du sang est alcaline, mais sa constitution chimique est acide), nous devons conclure que nos analyses accusent la *dyscrasie acide*. Laissons de côté les considérations de détail que pourraient motiver les éléments anormaux et arrêtons-nous à cet aspect d'ensemble.

« La *maladie (diathèse) acide,* écrivait Bence Jones, en 1867, *est caractérisée par la diminution des oxydations et l'insuffisance de l'élimination des déchets.*

C'est exactement l'état morbide si bien étudié plus tard par Bouchard, sous le nom de ralentissement de la nutrition et qui correspond, comme on sait, à l'*arthritisme* de Bazin et à l'*herpétisme* de Lancereaux.

« **Arthritisme et neurasthénie.** L'urologie montre donc que *les neurasthéniques sont des arthritiques.* Pour beaucoup de malades, la conclusion n'est pas imprévue ; mais il est intéressant de la justifier par l'examen chimique et pas seulement par des considérations cliniques souvent discutables.

« Cette relation de la neurasthénie et de l'arthritisme n'est pas chose nouvelle. Il y a dix ans, M. Huchard a rattaché au rhumatisme certaines manifestations nerveuses. Dans le traité des névroses (par Axenfeld et Huchard), il a écrit cette phrase, reproduite dans la récente édition de son traité des maladies du cœur: *dans la plupart des cas, la neurasthénie est liée à l'arthritisme ;*

mais il n'a pas tiré les conséquences thérapeutiques qui en découlent. Dans son chapitre sur la neurasthénie, il ne s'occupe pas du régime, et la seule médication antiarthritique qu'il recommande est l'administraction prolongée du salicylate de soude à petites doses. Il ajoute qu'on doit traiter la diathèse, laquelle est le plus souvent arthritique, et quelquefois herpétique. Dans le traité des maladies du cœur, plusieurs passages montrent qu'il admet la pathogénie gastrique de la neurasthénie. Mais sa proposition principale n'en reste pas moins vraie.

Nouvelles recherches. — Sous l'inspiration de ces données, j'ai entrepris avec M. le docteur Huguet, le distingué professeur de chimie de l'Ecole de Médecine de Clermont-Ferrand, des recherches nouvelles dont je ne puis ici qu'esquisser les premières conclusions et qui me paraissent comporter d'intéressantes déductions.

Dès maintenant, il nous paraît démontré que les conclusions générales de M. Vigouroux sont indiscutables, c'est-à-dire que les neurasthéniques appartiennent au point de vue chimique, d'après leur formule urinaire à la même série que les arthritiques et qu'ils sont des hypo-chimiques, si je puis ainsi dire, des inférieurs au point de vue de leurs fonctions chimiques.

Chez tous, nous avons découvert une infériorité notable du coefficient d'oxydation de Robin ; presque tous ne transforment que 50, voir même que 42, à 65 et 70 % de leur azote total en urée ; le reste se trouve donc éliminé sous forme de produits d'oxydation inférieure, acide urique, acide lactique, leucomaïnes (guanine, carnine, créatine, etc.)

D'autre part, M. Huguet a été amené, sur mes indications, à considérer d'autres éléments, et il est arrivé
à dresser un nouveau tableau de recherches pour
l'analyse urinaire, basé principalement sur les divers
rapports qui existent entre les divers éléments constitutifs de l'extrait urinaire.

Cette question de rapports entre les éléments de
l'extrait avait déjà appelé l'attention de quelques
auteurs: c'est ainsi que M. Bouchard avait cherché à
établir la proportion qui existe entre l'extrait total et
l'urée *(Coefficient de Bouchard)*.

M. Robin a étudié une autre de ces proportions qui
n'est pas la moins importante; le *coefficient d'oxydation
de Robin* n'est autre que le rapport entre l'azote total
et l'azote éliminé sous forme d'urée.

Dans presque tous les traités d'urologie on signale
que normalement le poids de l'acide phosphorique est
environ un dixième de celui de l'urée. Ce nouveau
rapport n'est autre que le *coefficient d'Yvon*.

Enfin, les physiologistes ont démontré depuis longtemps que le rapport entre l'urée et l'acide urique
variait entre 1/65 et 1/45.

On voit donc que cette question des rapports a déjà
préoccupé beaucoup d'auteurs; mais, jusque-là en dehors
des coefficients de Robin et de Bouchard, ces études ne
comportaient pas de conclusions générales, ni d'applications cliniques.

M. Huguet a cherché dans son tableau d'ensemble à
résumer les divers rapports, d'abord entre les trois principaux éléments de l'*extrait* (matières azotées, sels,
matières ternaires), puis entre chacune des principales
variétés de ces trois sortes d'éléments.

Ce tableau constitue ce qu'on pourrait appeler une sorte de *table d'harmonie* pour les divers matériaux de l'urine.

Dans *l'extrait urinaire* on distingue en effet trois grandes séries de matériaux : 1° Les matériaux azotés ou quaternaires ; 2° Les sels ; 3° Les matières ternaires. Le rapport entre ces trois séries se chiffre de la manière suivante :

60 % de matières azotées ;
36 % de sels ;
4 % de matières ternaires.

L'harmonie entre les matériaux divers de la série *azotée* se trouve représentée par les chiffres suivants :

84 % d'urée ;
1,7 % d'acide urique ;
1,7 % d'urobiline ;
12,6 % divers (leucomaïnes)

L'harmonie entre les matériaux divers de la série *sels* se trouverait réalisée par la proportion de :

20 % chlore ;
10 % phosphore ;
70 % divers.

Quant à l'harmonie des matières ternaires, elle est pour le moment difficile à préciser, en raison d'abord de leur insuffisance de quantité, puis, en raison de l'insuffisance de données précises sur leur nature.

Or, si l'on considère que le rein est le lieu d'élimination de la presque totalité de l'azote ayant vécu et des sels ayant passé dans le torrent circulatoire ; si, comme M. Huguet l'a démontré dans sa thèse de doctorat

5

« les deux tiers de l'azote introduit dans le tube digestif sont éliminés par les urines, » on voit toute l'importance qui s'attache à l'étude de l'harmonie spéciale des matériaux azotés.

Jusqu'à présent, nous nous sommes surtout occupé, M. Huguet et moi, de la recherche des rapports qui constituent cette harmonie et, à ce point de vue, nous avons trouvé d'une manière uniforme chez tous les neurasthéniques une, infériorité notable du chiffre de l'urée par rapport à celui de l'azote total. Ceci confirme bien une des principales caractéristiques décrites par M. Vigouroux dans la formule urinaire des neurasthéniques, c'est-à-dire « diminution des produits excrémentitiels normaux et augmentation des produits d'oxydation incomplète. » Les neurasthéniques sont donc bien des insuffisants au point de vue de la combustion par suite de l'élimination; ce sont, en outre, des intoxiqués par suite de la présence des produits d'oxydation incomplète.

D'autre part, notre attention a été appelée dans certains cas par une élévation exagérée du chiffre de l'extrait total; c'est ainsi que nous avons trouvé des extraits de 196 et même 220 au lieu du chiffre normal 167; dans ces chiffres d'extrait où l'unité azote est représentée par 100, il reste 96 et 120 pour les sels et les matières ternaires. Or, dans nos analyses, l'harmonie des sels n'a pas présenté de modifications appréciables; ce sont donc des matières ternaires qui se trouvent être en excès dans ce cas. Qu'en peut-on déduire au point de vue clinique ? Rien de précis jusqu'à nouvel ordre; ce qui est certain toutefois, c'est que l'évolution de ces neurasthénies où nous avons rencontré l'exagération des matériaux ternaires ne présentait pas l'allure classique de neurasthénies simples (1).

Enfin, j'ai eu l'occasion de faire examiner par M. Huguet les urines de quelques autres malades non neurasthéniques « mais appartenant à d'autres séries névropathiques (hystérie, mélancolie simple, goître, exophthalmiques), et dans toutes ces analyses nous avons également rencontré une infériorité très marquée du coefficient d'oxydation de Robin : ainsi nous avons trouvé que certains de ces malades ne transformaient que 42 % l'un et 44 % l'autre de leur azote total en urée.

En somme, il résulte clairement de ces diverses recherches que les neurasthéniques d'abord et vraisemblablement la plupart des névropathes appartiennent tant au point de vue chimique qu'au point de vue clinique, à la même série pathologique que les arthritiques.

Notions thérapeutiques générales

Il découle naturellement de ces multiples analogies, je dirai même de cette identité presqu'absolue entre les nerveux et les arthritiques que la thérapeuthique qui convient aux uns doit également convenir aux autres.

C'est là tout le secret des motifs qui m'ont déterminé à choisir Royat comme station thermale de prédilection pour les neurasthéniques en particulier et pour un grand nombre d'autres névropathes.

---

(1) Ces recherches sont encore trop incomplètes et trop peu nombreuses pour être exposées ici avec plus de détail; elles feront d'ailleurs prochainement l'objet d'une note spéciale en collaboration avec M. Huguet.

Depuis longtemps, du reste, mes confrères avaient pu remarquer l'heureuse influence de cette station sur les nerveux qui leur étaient adressés sans indication toutefois nettement formulée.

En effet, les grandes indications classiques, sur lesquelles mes confrères de Royat avaient le plus particulièrement appelé l'attention étaient surtout l'arthritisme sous ses diverses formes (rhumatisme, goutte, catarrhe des muqueuses, manifestations cutanées, diabète, etc.) et l'anémie. Toutefois, il est juste de signaler le travail de mon excellent confrère, M. Laussedat, sur les indications de la cure tonique de Royat dans la neurasthénie; la publication de ce travail a précisément coïncidé avec mon arrivée dans cette station, où, d'après avis du professeur Charcot, j'étais venu proposer l'installation d'un service d'electrothérapie.

Dans le second chapitre de cette notice, j'ai rappelé les indications si précises du traitement de l'arthritisme à Royat; ces mêmes indications me paraissent aussi nettes pour la plupart des diverses formes du nervosisme en raison des analogies cliniques et chimiques qu'elles présentent avec l'arthritisme et que je viens de passer en revue.

Il me reste à dire quelles sont les principales maladies nerveuses susceptibles d'être dirigées à Royat et pourquoi j'ai proposé de combiner à la cure thermale de cette station la cure electro-statique qui constitue un des modificateurs les plus puissants dans les maladies par ralentissement de la nutrition.

CHAPITRE IV

Les Maladies nerveuses à Royat

Comme je l'ai déjà dit, on envoyait depuis longtemps déjà certains névropathes fatigués se retremper dans les eaux de Royat et dans son atmosphère revivifiante.

Royat constitue une réelle « cure tonique » ainsi que l'a écrit le Dr Laussedat, dans sa brochure déjà citée, où il signale le premier l'indication formelle du traitement de la neurasthénie dans cette station.

Toutefois, je crois avoir été le premier à formuler catégoriquement cette indication thérapeutique nouvelle pour la cure climato-thermale d'un grand nombre de maladies nerveuses. Et j'essaie précisément aujourd'hui d'appuyer cette indication sur des considérations scientifiques d'ordre clinique et chimique.

Les désordres névropathiques et les maladies nerveuses qu'on peut adresser à Royat sont précisément ceux que je viens de passer en revue en examinant les rapports d'évolution clinique qui existent entre l'arthritisme et le nervosisme. Ce sont :

1° Parmi les *manifestations névropathiques* ne constituant pas à elles seules un type morbide déterminé, les névralgies diverses, la migraine, les myalgies et certains troubles psychopathiques relevant manifestement de la goutte.

2° Parmi les *névroses,* la neurasthénie, l'hystérie et la chorée.

3° Quant aux *maladies organiques* telles que l'ataxie locomotrice et la paralysie générale, malgré leurs étroits rapports avec l'arthritisme, il serait prétentieux de formuler pour elles une indication quelconque de thérapeutique thermale.

On ne trouvera rien d'étonnant à ce que la plupart des névralgies, des migraines et des myalgies se trouvent améliorées, sinon guéries, par une ou plusieurs cures de Royat; ces désordres névropathiques sont manifestement dans la plupart des cas, de nature rhumatismale ; c'est là la meilleure explication qu'on puisse donner de leur thérapeutique thermale dans cette station qui, d'ailleurs, dispose de procédés spéciaux très efficaces dans le traitement de ces manifestations (bains et douches d'acide carbonique).

Mais, de toutes les affections nerveuses, celle pour laquelle Royat me paraît présenter le plus d'indications, c'est la neurasthénie. Cette affection est d'ailleurs aujourd'hui extrêmement fréquente et il n'est pas rare d'en rencontrer quelques symptômes isolés (asthénie musculaire, dyspepsie, etc.) chez la plupart des rhumatisants et des goutteux.

J'ai déjà démontré dans le chapitre précédent, en me basant sur les intéressantes recherches de M. Vigouroux, l'analogie profonde qui existe entre la neurasthénie et

l'arthritisme. Il est bien entendu et prouvé que ce sont
là deux termes égaux ou, au moins, très similaires, d'une
même forme générale, le ralentissement de la nutrition.

Tous les deux se trouvent en quelque sorte confondus
par l'analogie de leur formule urinaire.

De la Neurasthénie

Cette affection, sur laquelle j'ai publié un travail
complet en 1891, est essentiellement caractérisée par le
groupement spécial de certains symptômes névropathiques et la nature également spéciale de ses causes.
Ces deux éléments me paraissent nécessaires à son
diagnostic.

Les principaux symptômes peuvent être comme je
l'ai dit, divisés en deux séries principales :

Les **symptômes essentiels ou stigmates**
(Charcot) consistent dans : un mal de tête spécial, des
troubles du sommeil et particulièrement de l'insomnie
et de la douleur de reins (rachialgie) un affaiblissement
musculaire général avec sensation de fatigue surtout
accusé le matin, des troubles dyspeptiques avec pesanteur d'estomac, gonflement, renvois, rougeurs du visage,
etc., de la constipation, enfin, dans un état mental particulier, caractérisé par une réelle impuissance cérébrale
avec découragement, hypochondrie et irritabilité exagérée du caractère.

Tous ces symptômes principaux peuvent ne pas
exister tous en même temps; il y a des *formes frustes*
de la neurasthénie, dans laquelle un ou plusieurs de
ces symptômes peuvent faire défaut ou disparaître
après avoir d'abord existé, mais dans lesquelles les

autres symptômes sont suffisamment caractéristiques
pour permettre la diagnose.

Les **symptômes secondaires ou acces-
soires** ne sont pas nécessaires à la constitution de l'état
neurasthénique ; ils varient de nombre et d'intensité
selon les individus, peuvent même faire complètement
défaut, toutefois, il est rare qu'on n'en rencontre pas un
certain nombre, plus ou moins accusés, à coté des symptômes principaux.

Ce sont, parmi les plus fréquents, des vertiges, des
troubles de la vue, des troubles de l'ouïe, des troubles de
la sensibilité générale (fourmillements, hyperesthésie,
névralgies, etc.) certains troubles spéciaux de la motilité (impotence fonctionnelle, crampes, tremblements,
secousses musculaires, etc.), certains désordres circulatoires et respiratoires (palpitations, syncopes, refroidissement des extrémités, oppression, accès de dyspepsie,
etc.) enfin certains troubles d'excrétions cutanées et
muqueuses.

On rencontre encore chez les neurasthéniques quelques désordres psychopathiques dont les principaux
appartiennent à la série des phobies (agoraphobie,
claustrophobie, monophobie, pathophobie, vésano-
phobie).

Du reste, il me suffira de reproduire le tableau clinique que j'ai décrit de cette affection, en renvoyant
pour de plus amples détails à la seconde édition de mon
travail qui paraîtra dans quelque temps.

Tableau chimique général

Le neurasthénique est ordinairement un individu
entre 20 et 50 ans qui, à la suite d'un surmenage des

fonctions nerveuses (intellectuelles, morales, sensorielles, musculaires ou splanchniques) est atteint plus
ou moins gravement d'accidents nerveux multiples et
variés, dont la caractéristique est un affaiblissement
mêlé d'une certaine irritabilité : « On tombe dans cet
état pour avoir trop travaillé » (Charcot). Le malade se
présente souvent au médecin avec une petite notice,
une sorte de mémoire, plus ou moins détaillé, sur les
malaises qu'il éprouve : « C'est déjà, dit Charcot, un
commencement de diagnostic. » Il se plaint, le plus
souvent, et avec le plus d'insistance, de maux de tête
et de troubles gastriques spéciaux.

« Son *mal de tête* n'est pas une vraie douleur, c'est
plutôt une sensation de pression et de constriction, c'est
le *casque de la céphalée neurasthénique.*

Ses *troubles dyspeptiques* sont variables et inconstants ;
ils affectent surtout la forme d'une dyspepsie flatulente,
avec pesanteur et gonflement après les repas, rougeur et
bouffées de chaleur au visage, somnolence et torpeur
intellectuelle. Cette dyspepsie est, pendant longtemps,
purement névropathique ; elle n'est, d'ailleurs, pas
nécessaire, et il existe des neurasthéniques qui ne sont
pas dyspeptiques ; elle suit les variations de l'état
général mais, assez fréquemment, elle domine les autres
symptômes au point de faire croire qu'elle est le phénomène capital et primitif, ce qui est absolument
inexact.

« *L'impuissance professionnelle* et l'impuissance
génitale sont encore des troubles habituels de la neurasthénie que les malades accusent et dont ils s'inquiètent.
En effet, à quelque profession qu'ils appartiennent,
sitôt qu'ils veulent s'appliquer à leurs travaux, ils n'en

ont plus le courage et l'habileté nécessaire ; les idées ne viennent pas, la lecture, l'écriture ou le travail manuel les fatiguent vite ; s'ils essaient de continuer, le sentiment pénible de la compression céphalique s'exagère, et ils sont bientôt forcés d'abandonner leur occupation. D'autre part, la mémoire est diminuée, les noms usuels leur échappent et le découragement s'empare de leur esprit et abat leur énergie.

Du côté des fonctions sexuelles, leur virilité est notablement amoindrie, les désirs sont devenus rares, l'érection et l'éjaculation trop rapides sont suivies de courbature générale.

Cette sensation *d'affaiblissement musculaire* et de courbature parfois douloureuse est également un phénomène habituel; elle immobilise les malades dans leur appartement ou sur une chaise longue, elle les rend paresseux et tristes, et les entrave encore dans l'exercice de leur profession. Souvent elle s'accompagne de douleur ou plutôt d'un sentiment de pression, comparable à celui de la céphalée, sur tout le trajet de la colonne vertébrale (*rachialgie*) et d'une hyperesthésie plus ou moins accusée de cette région.

Enfin, le neurasthénique dort mal, incomplètement ou très difficilement; il passe des nuits agitées et quelquefois pleines de rêves désagréables et le matin, loin d'être reposé, il se sent plus fatigué que la veille.

Aussi, n'est-il pas étonnant qu'il se préoccupe de sa situation qui ne fait que s'aggraver et sa préoccupation est quelquefois poussée jusqu'à une certaine hypochondrie spéciale aux neurasthéniques.

Tels sont les traits principaux, les caractères essentiels de l'épuisement nerveux ; *Céphalée et troubles dyspep-*

*tiques spéciaux, impuissance fonctionnelle, frigidité
générale, affaiblissement musculaire avec fatigue précoce
et courbature douloureuse, rachialgie, insomnie et préoc-
cupations, hypochondriaques,* voilà les grandes lignes du
dessin, les stigmates de la neurasthénie.

Mais souvent il s'ajoute à tout cela d'autres désordres
qui, pour n'être pas aussi constants n'en sont pas moins
pénibles. Ce sont tantôt des vertiges plus ou moins
intenses, avec sensations d'entraînement et quelquefois
démarche titubante, tantôt des accès de cardialgie si-
mulant l'angine de poitrine, et très souvent des palpitations et même des lipothymies, de la précipitation du
pouls à la moindre émotion. Presque toujours les sens
spéciaux sont hyperexcitables, l'ouïe ne supporte qu'avec
peine les divers bruits du dehors; mais l'œil surtout est
affecté, il s'injecte et les paupières s'alourdissent à la
moindre fatigue; il est le siège de phénomènes pupil-
laires spéciaux et fréquemment atteint d'une véritable
asthénopie neurasthénique.

La sensibilité générale est également altérée et produit des hyperesthésies passagères de la peau, des sensations de fourmillement, de picotement et quelquefois
des douleurs vives, telles que des névralgies aiguës et
des douleurs fulgurantes. On observe encore d'autres
troubles de la motilité que l'amyosthénie; ce sont des
parésies et même des paralysies incomplètes et tempo-
raires, des secousses musculaires brusques pendant le
sommeil, des contractions fibrillaires, du tremblement
et des crampes. Enfin, les désordres dyspeptiques peuvent s'aggraver par leur persistance et aboutir à la dilatation véritable de l'estomac avec toutes ses conséquences.

Au milieu de tous ces troubles divers, l'épuisement

nerveux s'aggrave, la nutrition générale périclite, les sécrétions s'altèrent et les malades peuvent aboutir à une véritable cachexie neurasthénique.

Heureusement quand la neurasthénie ne se complique pas d'un état héréditaire accusé, ou ne se combine pas à l'hystérie, un traitement énergique de cette affection aboutit assez rapidement à son amélioration et même à sa guérison définitive.

D'autre part, il ne faudrait pas croire que tous ces phénomènes secondaires de la neurasthénie se rencontrent en même temps chez le même sujet; ils sont diversement associés et combinés aux symptômes fondamentaux.

Ces derniers, d'ailleurs, n'existent pas davantage tous ensemble chez tous les neurasthéniques, et ce sont les associations diverses de tous ces symptômes, ainsi que la prédominance de certains d'entre eux qui créent les formes cliniques diverses de la neurasthénie.

Enfin, un dernier caractère du type général et commun de cette affection, c'est la mobilité extrème de ses divers phénomènes, c'est la facilité et la rapidité avec lesquelles se produisent les hauts et les bas chez les malades qui en sont atteints; c'est l'étonnante variabilité des diverses combinaisons que ces symptômes classiques, et toujours les mêmes, peuvent offrir.

La diversité des combinaisons de ces divers symptômes et parfois la localisation et l'intensité exceptionnelle de certains d'entre eux, donne lieu à diverses variétés de neurasthénie que j'ai décrite sous le nom de *variété cérébro-spinale*, la plus commune, où dominent les symptômes cérébraux et musculaires.

Variété spinale (myélasthénie) qui peut simuler

certaines maladies de la moëlle (pseudo-tabes neurasthénique).

Variété cérébro-gastrique donnant parfois l'impression
d'une dyspepsie provoquant des troubles cérébraux.

Variété cérébro-cardiaque où l'on rencontre les palpitations et la pseudo-angine de poitrine.

Variété rhumatoïdale affectant l'allure de troubles
rhumatismaux (douleurs articulaires, dyspepsie acide).

Enfin *variété sexuelle* dans laquelle les troubles génitaux (impuissance, pertes séminales, etc.) occupent une
grande place.

Mais il est une variété que j'ai plusieurs fois observée
et qui n'a pas été décrite; je proposerai de l'appeler
neurasthénie à répétition par analogie avec certaines
autres maladies dites à répétition; elle se caractérise par
ce fait que les malades font une série d'accès de neurasthénie de plus en plus longs et de plus en plus intenses,
séparés par des intervalles de bonne santé. J'en ai observé
déjà plusieurs cas qui présentaient cette évolution avec
la plus grande netteté. J'en ferai l'objet d'un travail
spécial.

Enfin, je signalerai une autre variété que j'ai, de
même, assez souvent observée et sur laquelle on n'a pas
suffisamment appelé l'attention; pour celle-ci je propose
le nom de *variété psychopathique* en raison de l'intensité
et de la prédominance des troubles psychiques et surtout
auto-suggestifs qui la cactérisent. Je ne fais que la
signaler ici, me proposant d'y revenir bientôt dans un
travail plus approfondi.

Telle est l'allure générale de la *neurasthénie vraie;*
j'ajoute à dessein cette épithète parce que ce qui est
important avant tout, lorsqu'il s'agit d'adresser un

neurasthénique à Royat, c'est d'en faire le diagnostic précis.

Or, depuis les travaux publiés sur cette affection, dans ces dernières années, il y a lieu de signaler une véritable exagération qui consiste à faire rentrer dans la neurasthénie toute une série d'états nerveux neurasthéniformes qui ne lui appartiennent pas.

On tend à retomber dans l'ancienne erreur et on donne trop facilement l'étiquette de neurasthéniques à tous les états névropathiques qui ne paraissent pas classifiables dans une autre série.

C'est le cas de répéter avec le poète : « Voulez-vous de la neurasthénie ? on en a mis partout » et beaucoup de malades signalent justement avec une pointe d'ironie qu' « aujourd'hui, tout le monde est neurasthénique. »

Ce n'est pas exact et, pour ma part, je me défie plus que jamais aujourd'hui de ce diagnostic devenu trop facile. Je cherche plutôt à éliminer la neurasthénie et ne l'accepte pour démontrée que lorsqu'en réalité elle s'impose.

Depuis mes premières recherches sur ce sujet, j'ai eu l'occasion de remarquer que l'étiologie de cette affection était vraiment spéciale dans le plus grand nombre des cas et je considère actuellement que les données étiologiques sont presque aussi nécessaires à une bonne diagnose qu'un tableau symptomatique précis.

Je le dis souvent : il faut autant tenir compte de la cause que de l'aspect clinique pour affirmer qu'on est en présence d'un vrai neurasthénique.

Cette question des causes de la neurasthénie a été reprise, depuis mon travail, par l'un de mes amis, le Dr Thiroux, et il a justement insisté sur la fréquence et l'importance des causes morales dans la détermination de cette maladie.

Ces causes morales que j'avais déjà signalées comme étant les plus communes, jouent, en effet, ici, le plus grand rôle. Les neurasthéniques sont devenus neurasthéniques, le plus souvent, à la suite de chagrins, de soucis, de tracas d'affaires, etc. Le surmenage intellectuel proprement dit ne conduit pas aussi fatalement et aussi rapidement à la neurasthénie que les émotions morales. On voit des surmenés d'affaires ou de travail qui résistent longtemps à l'épuisement nerveux et y tombent brusquement à la suite d'un chagrin, d'une émotion, etc. J'en pourrais citer de nombreux exemples.

Or, lorsqu'en présence d'un neurasthénique, on ne trouve pas les causes classiques de cette affection et plus spécialement les causes d'ordre moral, on est en droit de se défier et l'on doit se demander s'il ne s'agit pas d'un simple état neurasthénique symptomatique ou secondaire à une toute autre histoire.

Pseudo-Neurasthénies. — Il existe, en effet, des *pseudo-neurasthénies* sur lesquelles je n'ai pas encore eu le loisir d'appeler l'attention mais dont j'ai observé, ici-même et à Nice, les exemples les plus nets.

J'ai vu des malades présentant la plupart des symptômes classiques et principaux de la maladie de Beard, considérés comme des neurasthéniques et qui m'étaient adressés comme tels.

L'un d'eux succccomba, quelques mois après à un cancer du foie, un autre devint rapidement tuberculeux, chez d'autres encore apparurent, quelque temps plus tard, les symptômes de la paralysie générale.

Dans tous ces cas, il n'existait au moment où ils me

furent confiés par des confrères très expérimentés aucun signe appréciable des maladies qui se développèrent dans la suite.

Il y a en effet parmi les pseudo-neurasthénies, des neurasthénies pré-tuberculeuse, pré-cancéreuse, pré-paralytique générale, etc. Ce sont là des états neurasthéniques secondaires, mais *pré-organiques*, c'est-à-dire précurseurs d'une maladie organique.

Or, j'ai repris en détail, l'étude de ces diverses observations et dans toutes j'ai trouvé certains signes, certains caractères spéciaux d'évolution qui eussent dû appeler l'attention : les symptômes classiques ne présentaient pas en effet, leurs caractères stigmatiques habituels.

En outre, et c'est là le côté intéressant qui m'a le plus frappé, chez tous ces malades on ne retrouvait pas avec netteté l'étiologie habituelle, c'est-à-dire les émotions morales, les chagrins, etc. *Ces neurasthénies qui viennent « on ne sait d'où » doivent inspirer la défiance : elles vont de même « on ne sait où ».*

A côté de cette première variété de pseudo-neurasthénies, il y a lieu de signaler les états neurasthéniques vraiment secondaires à une autre maladie concomitante.

Il y a des neurasthéniques *post-organiques* comme je viens d'en montrer *pré-organiques* et leur diagnostic précis n'est pas moins important. C'est ainsi que j'ai vu souvent des neurasthénies consécutives à des affections gastro-intestinales ou utéro-ovariennes, pré et coexistantes. Ce sont encore des fausses neurasthénies.

Il faut pour elles choisir l'indication thermale correspondant aux maladies viscérales d'où elles dépendent il est des dyspeptiques primitifs qui deviennent neurasthéniques et auxquels Vichy conviendra mieux.

Il est des utéro-ovariennes qui tombent dans la neurasthénie et pour lesquelles le curettage, la salpingotomie,
l'hystérectomie, etc., conviendront mieux, tout d'abord,
qu'une cure climatérique et thermale à Royat.

Enfin, j'ai rencontré une autre variété d'états neurasthéniques dans lesquels certains troubles psychopathiques donnent à la maladie de Beard une allure et une
signification toute particulière. C'est la variété que j'ai
proposé d'appeler *neurasthénie psychopathique*. La cure
de Royat n'est pas contre-indiquée, mais il ne faudrait
pas s'attendre avec elle à de trop brillants succès.

Ces distinctions diagnostiques ont la plus grande
importance lorsqu'il s'agit de décider d'une cure thermale : mais je ne puis ici m'y étendre davantage ; j'ai
réuni tous les documents d'un travail complet sur les
pseudo-neurasthénies que je publierai prochainement.

En résumé, j'admets qu'on soit en présence d'un
neurasthénique vrai, c'est-à-dire, indemne de tout autre
soupçon et de toute autre lésion, présentant, je le répète,
non seulement les symptômes classiques, mais encore
l'étiologie spéciale de la neurasthénie vraie, et je sou-
tiens qu'en raison de sa formule urinaire, identique à
celle de l'arthritisme, il trouvera dans la cure climatérique et thermale de Royat les plus logiques indications
de son traitement. *Royat est*, à mon avis, *la station
thermale par excellence des neurasthéniques vrais.*

Je n'insisterai pas aussi longtemps sur l'hystérie et
la chorée que j'ai eu moins souvent l'occasion d'étudier
à ce point de vue ; mais je serais surpris, en raison de
l'étroite parenté que présentent ces maladies avec l'arthritisme, qu'elles ne trouvent pas elles-mêmes dans la
station classique de l'arthritisme les meilleures conditions d'une cure thermale rationnelle.   6

J'ai déjà dit ce qu'il fallait croire à ce sujet des maladies organiques du système nerveux dans lesquelles l'arthritisme paraît jouer un rôle au moins de terrain de prédisposition ; je ne pense pas que, parmi mes confrères en hydrologie, il en soit qui se réclame d'une cure thermale vraiment active, sinon spécifique, dans le traitement de ces maladies organiques.

Toutefois, je tiens, avant de terminer ce chapitre, à signaler certains faits très intéressants ayant trait à la cure thermale d'états psychopathiques tels que phobie, mélancolie, hypocondrie, etc. A priori, il paraît osé qu'on invoque l'efficacité d'une cure thermale dans le traitement de ces désordres mentaux ; personne n'a songé, jusqu'à présent, à la possibilité d'utiliser les eaux minérales dans les maisons de santé spéciales à ces maladies ; mon ambition, d'ailleurs, ne va pas jusque là.

Mais je crois devoir signaler la disparition de ces troubles psychopathiques à la suite d'une cure thermale et électro-statique : toutefois, je m'empresse d'ajouter qu'il s'agissait, dans tous ces cas, de manifestations psychiques d'origine nettement goutteuse, ayant remplacé des manifestations arthritiques. C'est le traitement général de la diathèse et l'efficacité indiscutable de Royat dans ce traitement qui peut, seul, expliquer l'heureuse amélioration obtenue dans ces états psychopathiques à la suite de la cure thermale. J'en ai plusieurs exemples à citer.

De la cure thermale des maladies nerveuses à Royat.

Dans l'application de la cure thermale de Royat au traitement des maladies nerveuses, il y a lieu de distinguer d'abord celles dans lesquelles il y a complication de manifestations arthritiques et celles qui sont purement neuropathiques. Il y a lieu également de tenir compte des indications symptomatiques (gastralgies, dyspepsie, insomnie, etc,)

Pour ce qui est des *bains,* on prescrira soit le bain de César, soit le bain de la grande source, selon qu'on sera en présence de troubles nerveux compliqués ou non de manifestations articulaires, cutanées ou viscérales d'origine arthritique.

En principe, le *bain de César* me paraît indiqué dans les cas de neurasthénie vraie et simple ; il est formellement contre-indiqué, si le malade a présenté ou présente des poussées congestives articulaires ou viscérales ; je l'ai vu chez une malade dont les antécédents étaient parfaitement intacts, au point de vue arthritique, déterminer l'apparition d'arthrites congestives passagères et obliger à sa suppression. Il me paraît, de même, imprudent de l'administrer à des malades ayant une certaine délicatesse des voies respiratoires, ou des lésions inflammatoires utéro-ovariennes.

En dehors de ces conditions, il jouit de propriétés toniques très appréciables et constitue un véritable *bain-douche* d'une réelle efficacité. J'ai l'habitude de le prescrire plutôt court chez mes malades ; parfois je l'utilise comme simple procédé d'immersion ; en tous cas, je dépasse rarement 5 à 7 minutes de durée,

Je le fais toujours précéder et suivre d'une marche de quelques minutes; enfin, j'y ajoute souvent soit une friction sèche, soit le procédé du tapotage au travers d'un peignoir de grosse toile.

J'utilise de préférence le *bain de la grande source Eugénie* dont la température est plus élevée (35 degrés), dans les cas où le bain de César me paraît contre-indiqué.

S'il s'agit d'obtenir une action tonique, je le prescris relativement court: 15 à 20 minutes et à eau courante; si les malades me paraissent trop hyper-excitables ou présentent les indications spéciales aux bains des arthritiques, j'en prolonge la durée jusqu'à 20 et 40 minutes et conseille l'eau morte.

Dans beaucoup de cas, j'ajoute à ces procédés balnéaires l'immersion et quelques exercices de natation dans la piscine pendant quelques minutes seulement.

Quant aux *eaux prises en boisson*, il faut également envisager les indications qui peuvent résulter d'une complication arthritique quelconque; mais je tiens surtout grand compte des indications fournies par l'état des voies digestives; c'est ainsi qu'aux dyspeptiques et aux gastralgiques, je conseille de préférence l'eau de César et la source Saint-Mart; j'utilise également cette dernière en raison de sa vieille réputation de fontaine des goutteux, chez les malades où j'ai pu relever une antécédence héréditaire ou personnelle nettement goutteuse.

Saint-Victor est depuis longtemps la source des anémiques et j'y envoie boire ceux qui sont dans la catégorie des neuro-anémiques,

La *source Eugénie* conserve des indications spéciales.

aux manifestations arthritiques qu'ont depuis longtemps nettement relevées mes confrères.

L'Etablissement de Royat possède également des salles d'hydrothérapie et d'aspiration, des bains et douches d'acide carbonique, et un gymnase dont l'utilisation est diversement indiquée selon les cas.

A côté de la cure thermale, il y a lieu de signaler la *cure climatérique* qui joue ici un rôle très évident ; comme je l'ai déjà dit, en raison de son altitude modérée (500 mètres). Royat possède une action climatérique tonifiante qui ne comporte pas les dangers d'excitation d'une altitude trop élevée. A ce point de vue, j'avoue que j'ai de grandes préférences pour le séjour dans les régions les plus élevées de la station.

Il y a lieu d'espérer que bientôt cette station déjà si riche en procédés thérapeutiques, sera dotée du tramway électrique dont la construction est projetée, jusqu'au sommet du puy de Dôme ; j'ai déjà fait remarquer que grâce à cette construction, Royat sera l'une des rares, stations où l'on pourra réaliser *la cure climatérique*, à mon avis très précieuse, *des altitudes progressives*.

J'aborde maintenant la question du nouveau procédé thérapique que j'ai importé à Royat et qui complète, pour des raisons scientifiques, que je vais exposer, la cure thermale de cette station.

CHAPITRE V

L'Electrothérapie

COMBINÉE A LA CURE THERMALE DANS LE TRAITEMENT
DES MALADIES NERVEUSES ET ARTHRITIQUES

> « L'Electricité, au point de vue théra-
> peutique, peut être considérée comme un
> des plus actifs modificateurs du système
> nerveux. »
>
> « VIGOUROUX. »

Dans la notice thérapeutique dont ce maître de l'électrothérapie a bien voulu honorer la première édition de
La Neurasthénie, M. Vigouroux rappelle que « l'électricité n'a guère été conseillée jusqu'à présent que sous
forme de courants. Le plus souvent, dit-il, les auteurs
qui la mentionnent n'y voient qu'un moyen d'occuper
l'imagination des malades, ce qui montre à quel point est
encore peu connu et méconnu cet agent, un des plus
importants de la thérapeutique. »

« Ces préjugés sont très fâcheux. L'électricité n'est
employée ni quand il le faudrait, ni comme il le faudrait.
La plupart des praticiens lorsqu'ils se décident à y
recourir, se bornent à prescrire l'acquisition d'un ap-

pareil, en laissant aux malades le soin d'en tirer le meilleur parti possible ; s'ils veulent bien exécuter eux-mêmes le traitement, c'est sans préparation théorique ou pratique, et sans plan arrêté. »

Dans mon essai sur l'*Hygiène des gens nerveux,* j'ai déjà traité rapidement cette question et mon expérience depuis trois ans n'a fait que confirmer ma manière de voir :

« **L'électrothérapie,** disais-je, constitue aujourd'hui une des meilleures, des moins désagréables et des plus efficaces méthodes du traitement des maladies nerveuses ; elle fournit chaque jour les résultats les plus éclatants et parfois les plus inattendus ; elle est devenue en médecine ce qu'elle est déjà en industrie ; c'est la fée guérisseuse autant que la fée lumineuse et motrice.

Les multiples analogies de ces phénomènes avec les phénomènes de l'influx nerveux expliquent d'ailleurs suffisamment comment elle peut être appelée à rétablir l'équilibre et à suppléer la fonction dans les nombreux désordres de l'appareil nerveux de l'organisme.

Mais, plus encore que pour l'hydrothérapie, il ne faut pas se contenter d'une méthode vague et banale, que le public appelle couramment « se faire électriser. » Dans les accidents nerveux où l'électricité peut être conseillée, il ne faut pas croire qu'il suffit d'acheter une machine électrique quelconque et de soumettre d'une façon quelconque l'organisme ou la partie malade à l'action du courant.

Cette habitude, trop volontiers admise par certains malades, ne peut qu'être ou absolument inoffensive, c'est-à-dire sans efficacité, mais elle est aussi quelquefois dangereuse. L'électricité thérapeutique ne doit pas se manier à la légère ; c'est une médication active qu'il faut savoir choisir, doser et appliquer avec méthode selon les cas.

On utilise en médecine les trois principales formes du courant électrique, c'est-à-dire la forme statique, la forme galvanique et la forme faradique. Or, le plus souvent, les petits appareils plus ou moins inoffensifs que les malades se procurent pour se soigner eux-mêmes ou que certains médecins, insuffisamment outillés à ce point de vue, conseillent ou utilisent ne s'appliquent qu'à certains cas déterminés et très restreints.

La **galvanisation** est l'électrisation par les courants continus ; l'électricité galvanique résulte des décompositions chimiques qui se produisent dans une pile ; elle est en général proportionnelle à l'énergie de l'action chimique qui s'exerce sur les corps en présence. Le courant continu ainsi produit ne dure qu'autant que dure la réaction chimique elle-même ; il faut habituellement plusieurs piles pour obtenir des effets thérapeutiques.

Ce procédé électrothérapique ne comporte guère d'applications que dans certaines affections locales (névralgies, atrophies musculaires circonscrites, etc.); il n'est pas d'ailleurs sans inconvénient et même sans danger et ne peut être appliqué avec succès que par le médecin lui-même, capable de déterminer la direction du courant, ses points d'application et surtout de doser son énergie. C'est, au contraire, un procédé très précieux dans ce qu'on appelle l'électrodiagnostic, puisque c'est à lui qu'on doit de pouvoir déterminer la présence ou l'absence de la réaction dégénérative ; en tout cas, il ne nous intéresse pas ici puisqu'il s'agit surtout dans les cas traités à Royat d'obtenir une modification de la nutrition générale.

La **faradisation** ou électrisation par un courant faradique intermittent induit, résulte d'un courant produit par le voisinage d'une pile ou d'un aimant dans un fil métallique (bobine d'induction) chaque fois que le courant de la pile est ouvert ou interrompu. Il se produit alors dans le fil un courant électrique de voisinage dit, courant induit, appelé encore courant intermittent, parce qu'il ne se produit que par intermittence, à l'occasion de l'ouverture ou de la fermeture du courant de la pile. Ce courant induit et intermittent varie selon la longueur et la grosseur du fil où il se développe. Or, il en est de la faradisation ou électrisation par les courants de bobine comme de la galvanisation ou électrisation par les courants de piles. C'est un procédé thérapeutique qui ne comporte que des applications restreintes le plus souvent locales et qui, par suite, ne nous intéresse guère dans le traitement général du neuro-arthritisme.

Il en est autrement de l'électricité statique ou franklinisation « qui, en raison de ses remarquables effets sur la nutrition et l'innervation, constitue une médication générale de premier ordre (Vigouroux).

De l'électricité statique.

L'électricité statique est la forme la plus anciennement connue, c'est celle qui résulte du frottement de certains corps entre eux, c'est encore celle qui se produit dans les orages atmosphériques. Les machines dites statiques qui servent à la produire sont fondamentalement composées de plateaux de verre ou d'ébonite que l'on fait tourner et dont le frottement par des balais ou des coussinets dégage une quantité d'électricité relativement faible, mais une force électro-motrice considérable.

Telles sont les anciennes machines de Nairne, de Ramsden et de Holtz qui servent encore aux démonstrations scientifiques dans les laboratoires de physique. Mais soit que ces machines fussent peu pratiques, soit qu'on les ait reléguées trop exclusivement dans les laboratoires, l'électricité statique fut pendant longtemps délaissée dans ses nombreuses applications médicales et ce n'est que depuis les expériences multiples et concluantes de Charcot et de Vigouroux à la Salpétrière, que l'électrothérapie statique a repris la place qu'elle mérite.

C'est au point qu'on a pu, exagérant ses qualités, en faire une panacée universelle des maladies nerveuses. La vérité est que ce genre d'électrisation, encore fort peu connu, constitue un moyen puissant de tonification qui se trouve particulièrement indiqué dans certains états névropathiques, dans certaines formes d'hystérie et surtout dans la neurasthénie. » *(Hygiène des gens nerveux)*.

Tout d'abord l'électricité statique a été employée un peu empiriquement et sans qu'on connut encore son mode d'action physiologique. M. Vigouroux, à la Salpétrière, découvrit ainsi qu'elle donnait les meilleurs résultats dans le traitement de certaines maladies nerveuses ; ce n'est que plus tard, que les expériences de laboratoire firent connaître son mode d'action et permirent d'interpréter les heureux résultats thérapeutiques qu'on avait déjà obtenus.

Action physiologique

« Les résultats de la pratique, dit M. Vigouroux ont
été confirmés et dans une certaine raison éclairés par
ceux de l'expérimentation.

« M. le professeur Damian (qui n'est pas un praticien)
a publié un très important travail concernant l'action
physiologique de l'électricité statique, spécialement sur
la composition de l'urine. Il commence par étudier son
influence sur les grandes fonctions et à propos de la
température, il confirme déjà le fait constaté par plusieurs expérimentateurs et moi-même, que le simple
bain électrique élève cette température de plusieurs
dixièmes de degrés. Relativement à l'excrétion urinaire,
il établit à l'aide de plusieurs séries d'expériences sur
des sujets sains ou malades, que l'électrisation statique
sous ses différentes formes (bains, excitations diverses,
charge positive ou négative) active l'élimination par
cette voie.

« Après la dernière série d'observations faites sur
lui-même et prolongée pendant un mois, il a noté ce fait
intéressant que l'augmentation de l'urée et des phos-
phates déterminée par l'électrisation, persistait indéfi-
niment après la suppression de l'électricité. Il n'est pas
besoin de faire ressortir davantage l'importance thérapeutique de ce fait. »

Mais les recherches de M. d'Arsonval, faites au laboratoire du Collège de France, sont encore plus démons-
tratives. Avec elles on ne saurait faire intervenir l'action psychique ou toute autre, puis qu'elles ont été
faites sur des animaux soumis à un déterminisme rigoureux de régime et d'application électrique.

M. le professeur d'Arsonval a nettement constaté que le simple fait de soumettre ces animaux à l'action d'un bain électro-statique pendant un temps donné, déterminait chez eux toute une série de phénomènes dénotant l'exagération des échanges nutritifs. C'est ainsi qu'il a vu la quantité d'acide carbonique expiré s'éxagérer notablement, démontrant l'hyperfonctionnement des échanges respiratoires; c'est ainsi encore qu'il a constaté l'augmentation du chiffre de l'urée démontrant l'exagération proportionnelle des combustions ou oxydations organiques.

Avec ces seules données, on s'explique déjà facilement les résultats obtenus auparavant chez les neurasthéniques, dont l'analyse urinaire établit l'infériorité au point de vue des combustions et des échanges nutritifs, infériorité démontrée par l'abaissement du coefficient d'oxydation de Robin.

En outre de ces faits, on peut citer cette remarque de M. Vigouroux à propos de l'analogie qui existe entre les courants dits alternatifs et l'étincelle des machines statiques.

« Dans ces dernières années, dit-il, l'emploi industriel du courant alternatif et les accidents auxquels il a donné lieu ont appelé l'attention sur ses propriétés physiologiques et thérapeutiques.

« On sait qu'en électricité médicale ce genre de courants est fourni par les appareils d'induction électro-magnétiques et magnéto-électriques. D'un autre côté, les célèbres expériences de Tesla sur les courants alternatifs de très haute fréquence et de haut potentiel, ont ouvert de nouveaux horizons aux constructeurs d'appareils. M. le Dr d'Arsonval a fait dans ces deux directions.

des recherches techniques intéressantes. Il n'est pas de mon sujet de parler du perfectionnement qu'il a apporté à la construction des appareils magnéto-électriques. Dans le nouvel appareil qu'il a fait construire pour l'emploi des courants de haute fréquence et de haut potentiel, je m'arrêterai à un seul détail : le courant inducteur est fourni par la décharge d'une bouteille de Leyde ou d'une machine électrique de Wimshurst. Les travaux déjà anciens de Fedderien avaient en effet montré que la disruptive ou l'étincelle électrique, de la machine ou du condensateur, est constituée par une courte série de décharges alternatives en nombre énorme, quelques millions par seconde. C'est l'étincelle électrique qui est le type le plus parfait des courants alternatifs de haute fréquence : de sorte que le dispositif de M. le D^r d'Arsonval emprunte son caractère à la modalité de la décharge de la machine. De plus, ce dispositif ne paraît pouvoir s'appliquer qu'à l'électrisation localisée. Donc, même si l'on a en vue ces courants de haute fréquence dont il est beaucoup parlé, c'est encore et jusqu'à nouvel ordre, à la machine électro-statique qu'il faut recourir. »

Ces considérations d'ordre physiologique et expérimental donnent ainsi la clef des résultats obtenus d'abord en thérapeutique, et il nous a paru intéressant de fournir cette preuve de l'action générale de l'électricité statique sur la nutrition.

On s'expliquera mieux désormais comment cette forme de courant stimulant la circulation, élevant la température, augmentant les déchets respiratoires, exagérant le chiffre de l'urée qui est le déchet urinaire idéal, intervient avec efficacité dans les diverses formes de maladies nerveuses et arthritiques traitées à Royat et qui sont avant tout caractérisées par un ralentissement de toutes ces fonctions.

On sait depuis longtemps, et les travaux récents de mon excellent confrère, le Dr Bouchinet, l'ont plus scientifiquement démontré, que c'est un des principaux effets de la cure thermale de Royat que d'élever le taux des combustions organiques.

L'action de l'électricité statique est exactement comparable et voilà pourquoi sa combinaison à la cure thermale nous a paru plus indiquée que tout autre.

C'est en raison de ces considérations que je suis venu, il y a trois ans, créer ici un service d'électrothérapie, tout en me réservant de l'appliquer plus particulièrement au traitement des maladies nerveuses dont je m'occupe tout spécialement.

Tout d'abord j'avais proposé d'installer ce service qui comporte un outillage particulier et l'utilisation d'une force motrice constante et mesurable dans l'établissement thermal lui-même. Les procédés électro-statiques eussent pu dans ces conditions être plus généralement appliqués aux diverses maladies qui fréquentent l'établissement: le Conseil d'administration de la Compagnie et M. le Directeur, toujours empressés à combler les desiderata de leur charmante station, firent un accueil très favorable à cette proposition ; mais pour des raisons spéciales, cette organisation n'a pu se faire et c'est pourquoi je me suis décidé à installer les appareils dans mon pavillon.

Appareils et procédés

L'installation de ce service comporte : 1° un moteur à gaz ; 2° une dynamo-génératrice et des accumulateurs ; 3° deux petites dynamos-réceptrices actionnant ; 4° deux machines statiques de Wimshurst ; 5° une table galvano-faradique.

Le moteur à gaz, la dynamo-génératrice, les accumulateurs et les dynamo-réceptrices sont principalement destinés à la production d'une force motrice constante et mesurable.

Ce point est important dans une installation complète et vraiment scientifique ; le moteur à gaz, type vertical de deux chevaux, tourne à une vitesse de 300 tours à la minute et actionne la dynamo-génératrice à la vitesse de 2,200 tours par minute, celle-ci produit alors un courant de 20 à 25 ampères sous 45 à 50 volts qui passant passant par les accumulateurs, vient mettre en marche les deux petites dynamos-réceptrices qui font tourner les plateaux des machines statiques à une vitesse variant de 100 à 250 tours à la minute.

Cette vitesse maxima ne saurait être facilement atteinte et surtout maintenue si l'on se sert d'un aide pour tourner à la main, or, elle est dans certains cas nécessaire. D'autre part, la vitesse minima très utile au début pour ne pas produire d'excitation ne serait pas davantage facilement et surtout régulièrement produite par un aide tournant à la main.

Enfin, il est difficile de mesurer exactement la vitesse donnée par un aide et de la maintenir régulièrement au degré voulu pendant un certain temps, alors que le courant moteur passant par les accumulateurs et

mathématiquement distribué dans les dynamos motrices
est très exactement réglé à l'aide de rhéostats situés sur
le trajet de ce courant.

Telles sont les principales raisons qui obligent pour
une installation vraiment complète et scientifique d'utiliser une force motrice constante et mesurable, d'ordre
mécanique au lieu de la main d'un aide.

Une autre considération qui a aussi son importance
est celle qui résulte de la présence d'une personne
étrangère pendant la durée de la séance, les malades,
en général et surtout les nerveux, aimant bien se trouver
seuls avec leur médecin et profiter de ce moment pour
lui exposer leur état, dépeindre leurs nouveaux malaises
et demander ses conseils, la présence d'un tiers qui ne
saurait être qu'un domestique pour cette besogne maté-
rielle constitue une réelle gêne que l'utilisation d'une
force mécanique supprime avantageusement.

Précisément dans une excellente note qui doit être
publiée prochainement dans les annales de l'électricité
médicale, mon excellent confrère et ami, M. le D^r
Truchot, fils du célèbre chimiste de ce nom, lui-même
électro-physicien distingué, fait remarquer que le procédé
de la manivelle tournée à la main « suffisant pour les
expériences de laboratoire, n'est pas acceptable pour
les applications médicales, et cela, non seulement parce
qu'il exige la présence d'une tierce personne, mais aussi
parce que la vitesse ne peut guère être réglée et surtout maintenue telle qu'on le désire; il vaut beaucoup
mieux, dit-il, avoir recours à un moteur mécanique.

Après avoir passé en revue, les différentes formes de
mise en mouvement mécanique (moteur à air comprimé,
moteur à eau, etc.), il conclut que « les moteurs élec-

7

triques conviennent admirablement à l'usage qui nous occupe, en mettant en marche sans hésitation, prenant rapidement la vitesse désirée qui peut d'ailleurs varier dans des limites très étendues ; ils ont tous les qualités voulues sans présenter aucun inconvénient. On peut alors avoir recours à un moteur à gaz actionnant une dynamo ; ce qui permet d'alimenter le moteur directement ou de charger les accumulateurs et je puis assurer que cette méthode est la plus pratique et la plus sûre.

Tel est l'avis du docteur Truchot, dont on ne saurait contester l'autorité dans ces matières. Qu'il me soit permis en passant de lui adresser tous mes remercîments pour les bienveillants et très utiles conseils qu'il m'a prodigués pour mon installation.

J'arrive maintenant à la description des appareils médicaux proprement dits.

Machines statiques

M. Vigouroux reconnaît lui-même, sans parti pris, que la question du choix de la machine est en définitif secondaire. « Je donne, dit-il, la préférence aux machines Wimshurst dont j'ai fait construire les premières qui aient été faites en France; mais tout autre modèle peut être utilisé pourvu qu'il soit de grande dimension, c'est-à-dire donnant un potentiel très élevé. Aussi, ne ferai-je que mentionner une machine médicale à cylindre amovible et qui est décrite dans l'électrologie de M. Trouvé. Il ne s'agit dans toutes ces différences de machines que de commodité ou d'avantages techniques et non de propriétés thérapeutiques. Si j'insiste, trop peut-être sur ce côté de la question, c'est qu'on lui accorde trop souvent une importance exagérée.

Comme M. Vigouroux, j'utilise les machines de Wimshurst qui sont les machines statiques utilisées à la Salpêtrière ; dans une installation électrothérapique, deux machines sont au moins nécessaires. En effet, dans l'application de ces procédés électriques, il faut tenir compte de la tension et de la quantité ; or la tension est ici proportionnelle au diamètre des plateaux et la quantité, proportionnelle à leur nombre. Je me sers donc d'une grande machine statique à plateaux de verre de 0,80 centimètres pour ce qu'on pourrait appeler le *traitement de tension;* j'utilise, en outre pour d'autres cas, une machine plus petite, mais à quatre plateaux de 0,45 centimètres pour le *traitement de quantité.*

Avec la première, on obtient une tonification générale sans excitation trop vive ; la seconde sert à déterminer des excitations énergiques sous forme de frictions et surtout d'étincelles.

Procédés. — Avec ces machines les divers procédés du bain électro-statique, sont mis en œuvre soit sous la forme générale du bain électrique, soit sous les diverses formes locales, du *souffle,* de l'*aigrette,* de l'*étincelle,* et de la *friction électrique.*

Le bain électro-statique s'obtient en faisant asseoir les malades sur un tabouret spécial isolé du sol par des pieds de verre ou d'ébonite et mis en communication à l'aide d'une tige métallique avec l'un des pôles (généralement le négatif) de la machine mise en mouvement. Les malades n'ont pas besoin de se déshabiller ; sitôt les plateaux en rotation, le courant s'établit et en raison de sa grande tension qui dépasse souvent 70 à

75.000 volts, se répand, se diffuse dans tout l'organisme qu'il imprègne et baigne en quelque sorte dans une atmosphère d'effluves électriques. Aucune impression désagréable n'est ressentie; tout au plus les malades accusent-ils au niveau du cuir chevelu une sensation de fourmillement, de frôlement, dû à ce que l'électricité se dégage par l'extrémité des cheveux qui se dressent sur la tête. Si, à ce moment, quelqu'un essaie de toucher le malade, de quelque partie du corps qu'il approche sa main, il en soutire une étincelle, résultant de la décharge qui se fait à ce niveau et prouvant que le malade est réellement sous puissance d'une forte tension électrique.

C'est là le vrai bain électrique, qu'il faut distinguer du bain hydro-électrique, utilisé sans principes, le plus souvent par des ignorants et admis dans certains établissement de bains. Le bain hydro-électrique n'est en réalité que l'utilisation d'un courant galvanique ou faradique, le corps se trouvant dans l'eau au lieu d'être plus simplement dans l'atmosphère.

Le bain électro-statique simple suffit dans certains cas; c'est un puissant procédé de stimulation de la nutrition générale; c'est à la suite de bains simples que M. d'Arsonval a obtenu sur les animaux les résultats exposés plus haut (augmentation des déchets respiratoires et urinaires, élévation de la température, etc.)

Le **souffle ou vent électrique** s'obtient en dirigeant vers un point déterminé de la surface du corps, tel que le front, le creux épigastrique, etc., une tige métallique terminée en pointe ; aussitôt que cette pointe approche du corps, à une distance de 10 à 15 centimètres, il s'en dégage une effluve, lumineuse dans l'obscurité, véritable poussière de petites décharges électriques donnant à la peau la sensation de vent ou de souffle frais.

En réalité, il s'agit là d'une sorte de pulvérisation électrique comparable à une pulvérisation d'éther ou autre et dont l'action agréable, d'abord, est en outre puissamment sédative.

C'est ainsi qu'on voit ce souffle électrique faire disparaître la douleur de tête des neurasthéniques, calmer une poussée névralgique, résoudre une contracture ou un spasme musculaire ou viscéral.

C'est ainsi encore qu'on obtient par ce procédé une accalmie notable des palpitations du cœur ; cette année même, j'ai vu le pouls d'une malade de Basedow descendre en quelques séances de 140 à 96 et s'y maintenir.

Si, au lieu d'une seule pointe, on en fait agir plusieurs disposées sur une même surface, on obtient les mêmes effets qui s'étendent à une plus grande étendue ; c'est par ce procédé qu'on produit la *douche électro-statique* en disposant au-dessus de la tête des malades une surface de 0^m15 à 0^m20 centimètres de diamètre et toute hérissée de pointes. On sent alors comme une pluie d'air frais tombant avec une certaine force sur le sommet de la tête et comparable à la douche d'eau en pluie. En réalité, il s'agit d'une véritable douche de poussière électrique.

L'aigrette est le commencement de l'étincelle ; c'est un procédé déjà plus actif que le souffle. Elle s'obtient à l'aide d'une pointe mousse métallique ou mieux d'une boule en bois qu'on rapproche du corps à une distance de 1 à 2 centimètres. Il se produit alors une série de petites crépitations douces, sous forme d'aigrette, qu'on utilise tantôt comme procédé sédatif, tantôt comme procédé excitant et légèrement révulsif sur des régions délicates et très sensibles, telles que le front, la face, etc.

L'étincelle est la décharge brusque du courant dont le malade est baigné, en un point précis du corps, d'où l'on a approché une surface arrondie bonne conductrice, plus particulièrement une boule métallique.

Ces étincelles plus ou moins fortes, selon la vitesse de rotation, le diamètre et la quantité des plateaux sont tantôt rectilignes et très nourries si elles sont tirées à une courte distance, tantôt en forme de zigzags, comme de véritables éclairs d'orage, si on les tire à une distance plus grande. On en peut ainsi obtenir de 15 à 20 centimètres de longueur avec la machine de quantité à plusieurs plateaux.

L'étincelle détermine d'abord une excitation de la peau qui rougit à son niveau et reste souvent rouge plusieurs heures après. J'ai vu même, chez certains malades, l'étincelle déterminer de petites hémorrhagies punctiformes sous-cutanées. Elle constitue donc un puissant moyen de révulsion.

En outre, elle détermine des contractions plus ou moins énergiques dans les muscles sous-jaçents. Et cela, non seulement dans les muscles des membres ou de la paroi abdominale situés au-dessous de la peau, mais encore dans les muscles viscéraux profonds. C'est à cette action que sont dus les excellents effets de la franklinisation dans le traitement de l'atonie gastro-intestinale (dilatation de l'estomac et constipation).

L'étincelle statique est un puissant moyen d'excitation musculaire ; elle produit des contractions là où les autres procédés d'électrisation ont échoué. Grâce à l'*excitateur à contact* du Dr Vigouroux, on peut les localiser avec la plus grande précision et exciter tel faisceau musculaire ou tel petit muscle qui doit l'être ; cet instrument spécial est très précieux à ce point de vue.

C'est le lieu de parler d'une variété d'étincelles tirées à l'intérieur même du corps dans le procédé de *Franklinisation interne* du Dr Boisseau du Rocher. A l'aide d'une sonde métallique isolée sur tout son parcours et qu'on introduit dans l'estomac, on peut déterminer des étincelles dans la cavité stomacale elle-même et provoquer ainsi directement des contractions énergiques de la poche gastrique.

Cette méthode nous a donné les plus brillants et les plus rapides résultats dans le traitement de certaines formes invétérées de la dilatation de l'estomac.

La **friction électrique** se fait à l'aide d'une boule métallique qu'on promène rapidement sur la peau, séparée de cette boule par une plus ou moins grande épaisseur de tissus. Le choix du tissu a une certaine importance : autant que possible il doit être en laine et d'un tissage peu serré.

Il se produit alors entre la peau et la boule une série de petites étincelles très nombreuses, produisant le bruit d'une véritable crépitation.

La friction électrique est un merveilleux moyen de stimulation de la circulation périphérique et, par suite, de révulsion cutanée. Elle paraît, en outre, jouir d'une certaine propriété fondante, résultat due peut-être à une exagération localisée des échanges nutritifs à ce niveau.

Pour ma part, j'en obtiens les plus remarquables effets dans le traitement de certaines manifestations articulaires et cette friction constitue le meilleur procédé

de défatigue musculaire; j'ai vu des malades montant
sur le tabouret les jambes raides et très fatigués, en
descendre après avoir recouvré sous l'influence de la
friction une grande souplesse de mouvements et éprou-
vant une véritable sensation de délassement.

La friction électrique n'est que très légèrement douloureuse et facilement supportable, à la condition d'être
faite avec prestesse: si l'on prolongeait le contact de la
boule sur les vêtements on produirait une sensation de
cuisson, voire même de brulûre vraiment intolérable.

Cette friction, outre son action locale, constitue en
outre un procédé d'excitation générale de la circulation
périphérique qui ajoute beaucoup à l'action comburante
et stimulante de la nutrition, due au simple bain
statique.

Tels sont les principaux procédés d'électrisation qu'on
obtient avec les machines statiques; je vais maintenant
exposer à grands traits leurs principales indications.

Indications thérapeutiques
de l'électricité statique en général
et de ses divers procédés

Les premières de ces indications peuvent être déduites
de l'action physiologique de l'électricité statique. « Elle
est surtout utile, dit M. Vogt dans toutes les maladies
par ralentissement de la nutrition qui sont en rapport
avec des troubles primitifs du système nerveux. Par son
action manifeste sur ce système, la franklinisation
arrive souvent à rétablir un état normal de la nutrition générale de l'organisme. La franklinisation agira
donc surtout dans les maladies telles que le rhumatisme

chronique, la goutte, le diabète, la chloro-anémie, l'hystérie et la neurasthénie. »

Ne dirait-on pas que cet auteur a copié textuellement la plupart des indications classiques de la cure de Royat? Et cette citation ne prouve-t-elle pas surabondamment ce que j'essaie d'établir, que l'électrothérapie statique en raison de l'analogie, de l'identité même de ses indications thérapiques, était indiquée comme procédé puissant d'adjuvation de la cure thermale, à Royat, plus que partout ailleurs?

A. Indications anti-arthritiques.

En effet, les *indications générales* du bain électro-statique déduites de son action physiologique, s'appliquent à presque toutes les affections traitées à Royat, à l'exception des maladies des voies respiratoires et des maladies cutanées. Encore est-il que ces dernières ont été souvent d'après quelques auteurs, puissamment modifiées par la franklinisation. D'ailleurs n'a-t-on pas signalé la merveilleuse efficacité des bains électro-sinusoïdaux, dans le traitement d'affections de la peau invétérées et rebelles à tous les autres procédés (Larat et Gautier). Je n'ai pas d'expérience personnelle à ce sujet; j'ai vu toutefois l'année dernière, un prurit généralisé, d'origine neuro-arthritique, mais sans aucune altération de la peau, disparaître entièrement sous l'influence de la cure électro-statique : le professeur Leloir, de Lille, a signalé dernièrement un cas de ce genre.

Quant au rhumatisme, à la goutte, à la gravelle et au diabète, tout le monde est d'accord pour signaler la formelle indication du bain électrique et de ses divers modes d'application locale dans le traitement de ces affections. Toutes en effet relèvent d'une insuffisance de production et d'élimination de l'urée et quelques-unes s'accompagnent d'une production exagérée d'acide urique. Or, il est démontré que la seule action du bain électrique simple élève le chiffre de l'urée et, ainsi que M. Vigouroux me l'avait annoncé, j'ai vu l'acide urique disparaître au bout de quelques séances chez les malades soumis à la franklinisation par le simple bain.

Plus tard, lorsqu'on y peut ajouter le procédé de la friction électrique généralisée on obtient une stimulation plus grande encore des fonctions de la nutrition générale et un relèvement rapide du taux des oxydations organiques, ainsi qu'en permet de juger l'analyse des urines.

C'est encore ce procédé local de la friction à travers les vêtements avec une grosse boule de cuivre qui produit d'étonnantes disparitions des douleurs musculo-articulaires. Le lumbago, en particulier, cède le plus souvent à quatre ou cinq séances. Les arthrites sèches des grosses articulations (genou, épaule) perdent, de même, très rapidement, leurs craquements, leur gêne de mouvement, sous l'influence de la même application électrique. Je vois chaque jour des malades me signaler une plus grande souplesse et la sensation d'une force plus grande dans les mouvements de la marche. Ils quittent le tabouret avec cette impression d'agilité et d'énergie musculaire qui finit par s'établir d'une manière permanente.

Quant aux myosites et aux névralgies rhumatismales, il faut être prudent dans la direction de leur cure statique, sous peine de les voir s'aggraver.

Les procédés un peu violents de l'étincelle ne comportent ici que d'assez rares et toujours tardives indications.

Je n'ai pas encore eu, ici du moins, l'occasion d'appliquer l'électricité statique au traitement du *diabète* qu'on envoie souvent à Royat. Mais l'opinion de M. Vigouroux et sa grande expérience sont formelles à cet égard.

« Sous l'influence de la franklinisation, dit-il, la quantité de sucre diminue rapidement et, si elle n'est pas excessive, le sucre disparaît. Un malade était traité sans succès, depuis huit ans environ, pour une sciatique accompagnée d'état neurasthénique. Il existait, en outre, une glycosurie, à la vérité très faible, sept grammes par jour, la franklinisation la fit disparaître très vite, ainsi que les accidents nerveux. Un chimiste atteint de diabète ne manque pas de venir reprendre son traitement dès que sa glycosurie atteint un certain taux.

« En général, dans la glycosurie, la franklinisation détermine tout au moins une diminution notable du sucre ; en un mois, par exemple, on voit le sucre tomber de 60 grammes à 30 grammes et au-dessous par jour. »

Suit encore l'histoire d'un grand malade, de M. Charcot, glycosurique à 1060 grammes par jour et paraplégique diabétique, qui avait résisté à tous les traitements. Soumis à la seule action de l'électricité statique, il vit sa paralysie disparaître et le sucre, de 1060 grammes tomber à 350 grammes par jour.

Ces faits sont nettement concluants en faveur de l'utilisation d'une cure électrique dans le diabète qui se trouve déjà tant amélioré par la cure de Royat.

Telles sont, à grands traits, les indications générales de l'électricité statique dans le traitement des maladies arthritiques.

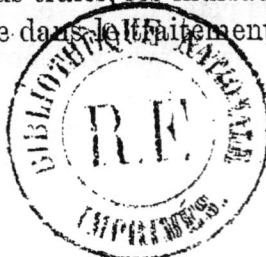

BIBLIOTHÈQUE NATIONALE R. F. IMPRIMÉS

B. Indications dans les maladies nerveuses

C'est surtout ici que la franklinisation trouve le champ le plus vaste et le plus fertile ; on peut dire qu'en principe aucun cas de neurasthénie vraie ne résiste à l'action méthodiquement dirigée et suffisamment prolongée de l'électricité statique. C'est l'opinion de M. Vigouroux autant que la mienne et j'en ai vu les plus probants exemples. Mais, encore une fois, je le répète, il faut être d'abord bien certain qu'on est en présence d'une neurasthénie vraie et simple pour formuler cette promesse avec autant de hardiesse ; c'est là le cas de se rappeler l'existence des *pseudo-neurasthénies* que je crois être le premier à avoir signalées.

J'ai vu, pour ma part, des observations de neurasthénie ancienne, datant de plusieurs années, existant même chez des sujets de grand âge, céder peu à peu à l'intervention méthodique de l'électrothérapie statique.

Ce qui est certain, c'est que la plupart des procédés locaux d'électrisation franklinique trouvent ici l'occasion d'être appliqués avec succès.

Contre le *mal de tête* le souffle ou vent électrique qui calme presque instantanément la céphalée neurasthénique.

Contre *l'amyosthénie générale,* la friction électrique qui produit au sortir du bain la sensation d'une réelle énergie musculaire.

Parfois, mais très prudemment, les étincelles contre les *troubles dyspeptiques* (pesanteurs, gonflements, renvois, etc.) et surtout contre la *constipation*; les étincelles sur le creux épigastrique et la fosse iliaque gauche ont une action des plus efficaces et la constipation la plus opiniâtre, cède, en général, au bout de quelques séances.

Lorsqu'il s'agit de véritable dilatation de l'estomac, il faut des examens réitérés de la poche stomacale à diverses heures de distance des repas (5, 7 et 12 heures, le matin à jeun) il y a lieu dans certains cas de recourir à la méthode dite de franklinisation interne. Le malade avale une petite sonde à conducteur isolé et terminée par une boule métallique et on tire alors des étincelles directement dans la poche stomacale. J'ai déjà utilisé cette méthode avec les plus éclatants succès. Tout récemment j'ai vu une dilatation de plusieurs années céder à 6 ou 8 séances d'électrisation statique interne.

Contre l'insomnie le bain électrique suffit le plus souvent à ramener le sommeil en quelques jours.

Il ne faut pas croire en effet, conformément à l'opinion généralement accréditée dans le public, que l'électricité soit nécessairement un procédé d'excitation, augmentant l'hyper-excitabilité des malades. On admet volontiers, selon le mot vulgaire, qu'on doit être électrisé c'est-à-dire excité, énervé, lorsqu'on est soumis à l'action du bain électrique. C'est plutôt le contraire qui est exact: certains malades, au début, sont très fatigués par des séances de bain simple.

L'électrisation statique est un procédé de tonification et par suite de calme; il est, en effet de notion scientifique que l'hyperexcitabilité est proportionnelle à l'épuisement ; je cite souvent, pour mieux me faire comprendre, l'histoire de l'homme d'affaires qui au début de la journée, reposé et tonifié par la nuit, est calme, patient, et parle des plus graves intérêts avec le plus grand sang-froid. A la fin d'une journée de surmenage, ce n'est plus le même, il est fatigué, épuisé, et d'autant plus irritable et moins patient. (1).

Les neurasthéniques présentent ce phénomène au plus haut degré ; ce sont des hyperexcitables parce que ce sont des épuisés.

Et c'est pourquoi l'électricité statique, les tonifiant sans les exciter, diminue au contraire leur hyperexcitabilité maladive.

Quant à l'insomnie, elle est souvent due à des auto-intoxications par insuffisance d'élimination ; elle coïncide fréquemment avec la constipation ; la franklinisation par son action sur la nutrition générale et par l'énergie des contractions intestinales que provoquent les étincelles, remédient également à ces deux principales causes de l'insomnie.

Mais, ce qui est le plus évident et directement contrôlable par des procédés d'examen rigoureux, c'est l'efficacité de la cure statique contre le ralentissement des fonctions de la nutrition générale. On peut, au bout de quinze séances déjà, constater le relèvement du coefficient d'oxydation par l'examen chimique de l'urine. Ce caractère est indiscutable ; il est aussi du meilleur augure pour le pronostic de la guérison.

Les mêmes raisons qui font de la cure électro-statique une méthode de choix dans le traitement général de la plupart des maladies arthritiques et de la neurasthénie, servent également d'indication à son utilisation dans les autres maladies nerveuses (hystérie, chorée, paralysie

---

(1) Voir pour plus de détails les *Considérations sur les fonctions du système nerveux* qui précèdent mon traité sur l'*Hygiène des gens nerveux*.

agitante, tabes, etc.) qui ont de si nombreux points de contact avec l'arthritisme et dans lesquelles existent presque toujours les signes d'une insuffisance des fonctions chimiques de l'organisme.

Enfin, l'électrothérapie statique s'applique avec le même succès au traitement de diverses manifestations névropathiques qui relèvent tantôt de l'arthritisme, tantôt du nervosisme pur, tantôt des deux diathèses réunies.

Telles sont les *névralgies* diverses (sciatique, faciale, intercostale) dans lesquelles on utilise le souffle, la pulvérisation électrique avec la petite douche en bois, l'aigrette avec la boule en bois ou la pointe mousse, la friction et parfois les étincelles ; les *myalgies* contre lesquelles sont applicables les mêmes procédés ; la *spermatorrhée* et les *érections nocturnes* dont arrivent à triompher les frictions méthodiquement appliquées ; enfin la *migraine,* dont le seul traitement logique, rationnel, serait, d'après M. Vigouroux, la cure électro-statique, en raison de sa pathogénie qui est, le plus souvent, d'ordre général, c'est-à-dire, arthritique.

Telles sont, rapidement exposées, les principales indications générales et locales de la franklinisation dans le traitement des maladies nerveuses et arthritiques.

C. Contre-indications

La méthode électro-statique et ses divers procédés sont rarement dangereux. Toutefois elle demande à être appliquée et surtout dirigée avec une grande prudence, si l'on veut en obtenir les résultats qu'elle peut donner. On ne saurait croire qu'on peut s'improviser, du soir au matin, électrothérapeuthe de profession. J'ai fait mon éducation dans le service d'électrothérapie de la Salpétrière, pendant mes deux années d'externat dans cet hôpital, sous la direction du Dr Vigouroux et j'ai eu depuis très souvent recours à ses conseils pour la compléter.

Sans doute le plus important est de faire un diagnostic précis; mais il faut aussi tenir grand compte des réactions individuelles et surtout procéder avec une sage réserve dans l'application des procédés locaux.

Enfin, il faut savoir que, bien que limités, cette méthode présente des inconvénients, sinon des dangers. Un bain trop prolongé, à trop grande vitesse, avec une machine trop puissante, peut fatiguer et augmenter l'épuisement au lieu de tonifier. Des excitations locales trop violentes peuvent également avoir de mauvais effets.

On a, ce qui est plus grave et très heureusement rare, signalé la production d'hémoptysies, de congestions pulmonaires et d'autres troubles circulatoires plus ou moins inquiétants, chez des malades incomplètement diagnostiqués ou soumis à des procédés d'excitation trop peu mesurée et, par suite, intempestive. La prudence et l'habitude doivent être les deux principales qualités de l'électrothérapeute.

Conclusions

Il ne faudrait pas croire que cette étude, rapidement esquissée, a pour but exclusif de démontrer les heureux effets de la cure électro-statique dans le traitement des maladies nerveuses et arthritiques.

Mon but est plus élevé : il vise à établir sur des données plus précises, une nouvelle grande indication de la cure thermale de Royat, l'indication d'un certain nombre de maladies nerveuses et en particulier de la neurasthénie.

C'est pour cela que j'ai tenté de prouver l'étroite analogie qui existe entre ces maladies nerveuses et l'arthritisme en général.

En effet, je rappelle que :

1° Au point de vue de l'hérédité, elles s'engendrent mutuellement.

2° Au point de vue de l'évolution clinique, elles alternent ou coïncident fréquemment chez le même individu et que l'arthritisme aboutit souvent à la détermination, soit de simples troubles nerveux, soit de réelles maladies névrosiques ou organiques du système nerveux.

3° Au point de vue de l'étiologie, on retrouve les mêmes causes en tête de leur production ou de leur réapparition.

4° Au point de vue chimique, les arthritiques et les nerveux sont des ralentis de la nutrition, des insuffisants d'oxydation et d'élimination, souvent des dyspeptiques et par suite des intoxiqués.

Je n'ai pas cru devoir insister longuement sur l'indication fondamentale de la cure de Royat dans le traitement des maladies arthritiques: mes confrères l'ont fait avant moi avec toute l'autorité nécessaire. J'ai tenu seulement à citer les travaux récents d'autres confrères, qui ne sauraient être soupçonnés d'enthousiasme professionnel et local, puisqu'ils sont étrangers à la station.

Quant aux indications de la cure thermale de Royat, dans le traitement des maladies nerveuses et surtout de la neurasthénie, elles me paraissent suffisamment justifiées par les considérations que j'ai exposées et par les résultats déjà obtenus.

Enfin, pour ce qui est de la cure électro-statique, je m'y suis étendu avec quelques détails, parce que c'est un procédé encore peu connu et qu'il comporte ici de nombreuses et très rationnelles applications, mais j'ai voulu seulement prouver, que s'il donnait déjà des résultats en dehors de la cure thermale, sa combinaison avec la cure de Royat, devait faire de cette station le séjour idéal et thérapique par excellence des arthritiques et des nerveux.

CHAPITRE VI

Quelques mots sur Royat

Royat dans l'Antiquité

Anciennement Rubiacum, puis Royat, en raison de la couleur rouge d'une des montagnes voisines, Royat possède des ruines gallo-romaines, qu'on a mises à découvert dans le parc même de l'Etablissement actuel, et qui se composent de piscines en pierre, au nombre de trois ; or, si l'on en juge par la richesse et la variété des marbres qui en formaient les gradins et le pourtour, ces ruines devaient appartenir à des thermes somptueux, où se réunissaient alors les sénateurs, les savants et toute la haute noblesse de l'antique Arverne.

Ces thermes avaient été construits par les Romains « sourciers de premier ordre » qui, au moment de la conquête des Gaules, avaient su découvrir les sources actuelles et reconnaître la puissante efficacité de leurs eaux.

En 1605 on voyait encore « *à Saint-Mart une infinité de telles sources froides et chaudes, voyre des bains encore adjencez par l'antiquité, qui en ceste vieillesse et caducité, sont altérez de leur force et vertu, la négligence des voisins du lieux y ayant laissé mestre des sources froides et douces. Il seroit facile d'arrester les infiltrations et de réparer ces bains, qui marquent estre une pièce fort ancienne d'employ et qui n'est pas beaucoup ruinée : il n'appartenait qu'aux Romains d'immortaliser leur mémoire par une architecture tant forte et bien cimentée. »*

Royat de nos jours

On arrive aujourd'hui à la porte même du Parc et de l'Etablissement par un coquet et rapide tramway électrique qui part toutes les 5 minutes de la gare de Clermont-Ferrand et de la place de Jaude.

On franchit alors le pont jeté au-dessus du petit torrent, la Tiretaine, qui descend de la vallée et court tumultueusement sur un lit de pierres et l'on entre de suite, à gauche, dans le Parc.

Parmi les embellissements qu'a reçus Royat dans ces dernières années, le Parc de l'Etablissement mérite une mention spéciale. Sur les flancs, jadis presque nus, de la vallée, et où s'élèvent aujourd'hui les plus splendides hôtels, tout en face de l'Etablissement, l'architecte a très habilement développé, en mettant à profit les moindre accidents du terrain, une promenade absolument ravissante, que le cours capricieux et les cascades bondissantes de la Tiretaine contribuent encore à relever.

Les allées sinueuses de ce jardin anglais, qui occupe toute la largeur de la vallée et qu'une heureuse distribution fait paraître plus grand encore, sont bordées de parterres de fleurs et de pelouses verdoyantes, coupées çà et là de massifs où toutes les essences régionales sont représentées et dont la végétation puissante offre un asile frais et agréable aux promeneurs fatigués.

C'est au milieu de cet amoncellement de verdure qu'on aperçoit, dès l'entrée, le gracieux pavillon de la source Eugénie.

Sous ce pavillon bouillonne à flots la grande source de Royat, la plus importante de la station. Elle jaillit au fond de sa vasque en marbre, avec la vigueur du Sprudel de Carlsbad, à la température de 35° centigrades, débitant à elle seule 1 million 440 mille litres par jour, soit 1.000 litres d'eau par minute. Le débit énorme de cette source, qui alimente à la fois 120 baignoires, permet de donner des bains à eau courante à la température égale de 34°; elle alimente en outre la grande piscine de l'Etablissement, fait unique dans l'histoire des stations thermales.

C'est là, au milieu d'un coquet parterre de fleurs, que, tous les jours, quatre femmes, élégamment costumées de rose, distribuent cette eau chaude et pétillante comme du champagne, à des milliers de baigneurs.

Pénétrant plus avant dans le Parc, au milieu de ses plates-bandes fleuries et de ses allées ombreuses, on arrive au kiosque de la musique, autour duquel se pressent chaque jour, le matin de 9 heures à 11 heures, l'après-midi de 3 heures à 5 heures et le soir encore de 7 heures à 9 heures, une foule des plus élégantes, pour y entendre à l'ombre des bosquets, les morceaux les mieux choisis exécutés par un orchestre de 40 musiciens, sous la savante direction de l'éminent chef d'orchestre de l'Opéra Comique, M. Bourgeois.

Ce charmant compositeur autant qu'accompagnateur

des plus éminents, sait varier son répertoire avec le goût
le plus artistique et réserve à ses auditeurs d'élite des
matinées classiques très suivies et très appréciées.

Derrière le kiosque musical, le jeu des petits chevaux,
au milieu d'une pelouse et tout encadré de verdure ;
enfin, plus loin et à droite, le casino avec ses terrasses,
magnifique chalet dont le caractère élégant n'enlève
rien au confort de son organisation intérieure.

Au rez-de-chaussée, ce qu'on appelle « la Restaura-
tion », café-restaurant, dont la terrasse prend, aux beaux
jours, l'aspect de celle du Café de la Paix, avec une magnifique perspective et la fraîcheur de ses ombrages en
plus ; au premier, des salles de conversation, de lecture
et des salons de jeux ; au même étage et occupant tout
le rez-de-chaussée du théâtre, de magnifiques salons avec
terrasse sur le parc, sont affectés au Cercle de Royat ; ils
rappellent certains soirs les tapis verts de Monte-Carlo,
enfin au-dessus et de niveau avec la nouvelle et splendide
construction du théâtre, deux grands salons des Fêtes
qui servent aux bals et aux concerts.

Enfin le **théâtre**, cette nouvelle merveille du parc,
ce dernier joyau de la reine, a été construit l'an dernier,
et pendant toute la saison, on s'est pressé en foule dans
cette coquette salle, plus jolie que beaucoup des théâtres
de nos boulevards et splendidement illuminée de lustres
électriques, pour y entendre exécuter, par deux troupes
spéciales (chant et comédie) les meilleurs et les plus
modernes de nos chefs-d'œuvre musicaux et dramati-
ques.

Des terrasses de ce théâtre, on admire d'un côté le
panorama merveilleux de la Limagne, cette immense
plaine de 240 kilomètres carrés que Sidoine Apollinaire

appelle « une mer de verdure où l'on voit onduler les moissons, comme les flots, sans péril de naufrage » , et dont il dit encore que « sa vue seule fait perdre à l'étranger le souvenir de sa patrie ». La Limagne s'étend ainsi, à perte de vue, déroulant ses champs et ses prairies fertiles jusqu'aux monts du Forez, qui, par les jours sereins, bornent cet incomparable horizon.

De l'autre côté, c'est la vallée de Royat avec ses constructions pittoresques, ses hôtels grandioses, ses ombrages touffus, son torrent bondissant ; puis, en face, le puy Chateix, couvert de vignes, offrant un saisissant contraste avec ses roches volcaniques dénudées ; enfin, au milieu de tout ce décor naturel, le Parc et l'Etablissement thermal.

L'établissement thermal de Royat est situé au pied du mont ou puy Chateix qui lui sert de paravent contre les vents du Nord; il occupe une grande partie de la largeur de la vallée, à l'entrée de laquelle il se trouve, à une altitude de 450 mètres.

Construit en 1853 par un habile architecte de Clermont, M. Ledru, il développe sur le Parc sa somptueuse façade de 125 mètres de longueur. Sa partie centrale, percée de trois grandes ouvertures à plein cintre que supportent des colonnes ioniennes en lave de Volvic, surmontées de quatre statues figurant des sujets mythologiques, achève de donner à la construction tout entière un caractère monumental du plus bel effet.

A cette majestueuse entrée succède un grand vestibule ou péristyle, dont la décoration artistique rappelle les fresques des anciens thermes romains. C'est dans ce péristyle que sont situés les guichets de l'administration, et de chaque côté se trouvent des salons d'attente et de repos.

L'établissement se divise alors en deux moitiés distinctes mais identiques dans leur organisation : l'une est réservée aux hommes et l'autre au service des dames. Ce sont deux grandes galeries latérales, hautes et bien éclairées, donnant accès aux cabines de bains et terminées chacune par un pavillon destiné aux pulvérisations et aux douches d'acide carbonique.

Du péristyle central partent, en outre, quatre escaliers qui conduisent aux salles d'aspiration et aux pavillons d'hydrothérapie proprement dite, agencés avec tout le confort et tous les perfectionnements les plus modernes.

D'autres galeries sont affectées au service des bains : la galerie Allard ; la galerie des grandes douches chaudes, administrées dans la baignoire même, et enfin la galerie dite nouvelle.

L'établissement de Royat est unique à posséder une **piscine d'eau thermo-minérale courante.**

Cette piscine, située dans l'aile droite, n'est autre qu'un vaste bassin de 130 mètres superficiels, dont la profondeur varie de $0^m,50$ à $1^m,80$. Elle est constamment alimentée par l'eau de la source Eugénie, qui s'y maintient à la température de 33°, et les malades peuvent à leur aise prendre leurs ébats et nager dans cette petite **mer d'eau minérale.**

Si l'on ajoute à tous ces agencements hydrologiques l'installation d'un magnifique gymnase, avec salle de massage et une salle d'escrime très suivie, on saura comment rien ne manque à cet établissement modèle, qu'une administration intelligente a mis au premier rang parmi les plus célèbres des autres stations européennes

Les sources de Royat

Ce n'est pas seulemment par sa situation géographi-
que, les charmes de son séjour et le confort de son installation que Royat mérite d'être mise au premier rang :
c'est aussi et surtout grâce à ses sources thermales, les
plus abondantes qu'il y ait en Europe.

Au nombre de quatre (**Eugénie, César, Saint-
Mart et Saint-Victor**), elles fournissent chaque
jour la quantité prodigieuse de 1 million 522 mille litres
d'eau.

Ces eaux appartiennent à la classe des **eaux bicarbonatées mixtes, gazeuses, chlorurées-so-
diques, ferrugineuses, arsenicales et lithi-
nées ;** mais elles sont loin d'avoir toutes la même
thermalité et la même composition : elles forment, pour
ainsi dire, « une gamme variée de minéralisation et de
température », celle-ci allant de 20° à 29°, 32° et 35°
centigrades, celle-là possédant de 2 gr. à 3 gr., 4 gr. et
5 gr. de sels minéraux par litre.

Le **bicarbonate de soude,** qui y domine sur les
bicarbonates de chaux, de potasse et de magnésie, et la
présence du **chlorure de sodium** (2 gr.) leur
communique des vertus eupeptiques précieuses dans les
affections de l'estomac ; mais c'est surtout leur
acalinité générale, à laquelle s'ajoute la lithine,
qui explique leur importante efficacité dans toutes les
manifestations de **l'arthritisme.**

L'autre grande indication des eaux de Royat est due
à la présence du **fer** et de l'**arsenic** dans certaines
sources : c'est à ces deux éléments qu'est due leur action
tonique qui, combinée aux autres méthodes de traitement

(altitude, hydrothérapie, électrothérapie)
fait de cette station le séjour de prédilection pour la
cure tonique de l'anémie et du nervosisme.

Les eaux des sources de Royat sont donc à la fois
altérantes dans l'arthritisme et puissamment reconsti-
tuantes : c'est cette dernière qualité qui leur a valu le
nom de « *lymphe minérale* », que leur a donné un des
plus célèbres thérapeutes du siècle, le professeur Gubler.

Voici, d'ailleurs, un tableau comparatif qui permet
d'apprécier la justesse de cette appellation :

EAUX DE ROYAT		SÉRUM DU SANG	
Bicarbonate de soude........⎫		Bicarbonate de soude........⎫	
— de potasse........⎪ 3.500		— de chaux......⎪	
— de chaux........⎪		— de magnésie.....⎬ 5.000	
— de magnésie......⎭		Lactate de soude...........⎭	
Chlorure de sodium.........	1.722	Chlorure de sodium,..........⎫	
Sulfate de soude............	0.185	— de potassium.....⎬ 5.500	
Phosphate de soude..........	0.010	— d'ammonium.......⎭	
Bicarbonate de fer..........	0.040	Sulfate de soude...........	1.000
		Phosphate de soude..........	0.500
	5.511		12.000

Il y a presque identité de composition : la différence
n'existe que dans la quantité des matériaux.

Les eaux de Royat ont encore la plus grande analogie
avec celles de la station allemande, autrefois si floris-
sante, **Ems,** et maintenant délaissée en grande partie
pour sa rivale française **Royat,** qu'on a souvent appelé
l'**Ems français.** Voici les analyses comparatives.

	EMS	ROYAT
Bicarbonate de soude......................	1.990	1.349
— de potasse......................	......	0.435
— de lithine......................	0.005	.....
— de chaux......................	0.220	1.000
— de magnésie......................	0.122	0.677
— de fer......................	0.003	0.040
Sulfate de soude...........................	0.015	0.125
— de potasse........................	0.044	
Phosphate de soude.......................	0.0005	0.012
Chlorure de sodium.......................	1.088	1.728
Silice....................................	0.049	0.156
Chlorure de lithium......................	0.035	0.035
Arséniate de soude.......................	......	0.004

Ces eaux s'administrent en boisson et sous forme de bains, douches et pulvérisations ; au goût, elles produisent, selon les sources, une sensation d'eau tiède plutôt que chaude ; mais elles ont, en outre, une saveur piquante, aigrelette, légèrement salée et alcaline ; toutefois, elles n'ont rien de désagréable et sont acceptées par les malades les plus délicats, même par les enfants, sans la moindre répugnance : elles sont d'ailleurs admirablement tolérées par l'estomac.

A l'extérieur « le premier effet que l'on ressent, lorsque l'on plonge la main dans un bain d'eau de Royat, c'est un léger picotement sur toute la partie immergée : la peau se couvre de petites perles de gaz acide carbonique et elle rougit. »

D'ailleurs, ces sensations et ces effets varient suivant la nature et la thermalité des sources que le tableau suivant indique pour chacune d'elles :

	ST-MART (M. Truchot)	ST-VICTOR (M. Truchot)	CÉSAR (M. Lefort)	EUGÉNIE (M. Lef.)
Débit en 24 heures (litres)....	25.000	30.000	34.500	1.440.000
Température...............	31°	20°	29°	35°,5
	gr.	gr.	gr.	gr.
Bicarbonate de soude.........	0.8003	0.8886	0.3920	1.349
— de potasse.......	0.1878	0.2300	0.2860	0.435
— de chaux........	0.9696	1.0121	0.6860	1.000
— de magnésie......	0.6508	0.6464	0.3970	0.677
— de fer..........	0.0230	0.0560	0.0250	0.040
— de manganèse....	traces	traces	traces	traces
Sulfate de soude.............	0.1463	0.1656	0.1150	0.185
Phosphate de soude..........	traces	traces	0.0140	0.018
Chlorure de sodium..........	1.5655	1.6497	0.7660	1.728
Iodure et bromure de sodium..	traces	traces	traces	indices
Silice..................	0.0945	0.0950	0.1670	0.156
Alumine et matières organiques	traces	traces	traces	traces
Chlorure de Lithium Lithine(1)	0.0350	0.0350	0.0090	0.035
Arséniate de soude du Codex(2)	0.0013	0.0045	0.0007	non dosé
TOTAL des matières fixes...	4.4741	4.7829	2.8577	5.623
Gaz acide carbonique libre....	1.7090	1.4920	1.2290	0.377

(1) Truchot, 1875.   (2) Ecole des Mines, 1879.

La **Source Eugénie,** dont il a déjà été question, sort du griffon avec une température idéale, celle du bain normal, 35° centigrades : elle conserve donc dans le bain toute sa puissance physico-chimique naturelle et l'abondance de son débit permet, on l'a vu, de la distribuer avec profusion sous la forme d'eau courante.

Elle contient un peu plus de 4 grammes de sels minéralisateurs par litre et, parmi eux, il faut compter 4 centigrammes de fer, du chlorure de sodium et des bicarbonates. C'est une des plus fréquentées et c'est elle qui a le plus contribué au développement et au succès de la station, par l'efficacité de ses vertus thérapeutiques et la prodigalité de son débit.

La **Source Saint-Mart,** dite encore **Fontaine des Goutteux,** est la plus anciennement connue : elle tire son nom de la vallée même, autrefois vallée de de Saint-Mart qui, en 440, fonda un monastère à cet endroit et y opéra des miracles. Il n'y a plus de moine et les miracles de cette source n'en sont pas moins éclatants ; moins chaude qu'Eugénie, elle n'a guère que 30° ; elle est plus piquante et pétille dans les verres, comme du champagne : elle ne contient que 1 milligramme d'arséniate, mais près de 2 grammes de chlorure de sodium et surtout 35 milligrammes de **chlorure de lithium.**

Est-ce à cela qu'elle doit sa réputation de fontaine des goutteux ? Toujours est-il qu'elle réussit à merveille contre les accidents de la goutte et du rhumatisme et que beaucoup doivent à son usage la disparition complète de leurs accès.

Cette source est située derrière l'aile droite de l'Etablissement, dans un pavillon spécial, coquettement entouré de parterres de fleurs et presque transformé en musée par les nombreux débris des ruines gallo-romaines qu'on y a entassées,

On peut de là se rendre à la **Source Saint-Victor**, qui jaillit au fond d'une grotte, au voisinage des thermes romains.

C'est la source ferrugineuse et arsenicale de Royat : ses eaux déposent, en s'écoulant, une certaine quantité de matière rouge-ocreuse qui indique assez sa nature ; elle contient en outre 4 milligrammes et demi d'arséniate de soude. Aussi est-elle justement considérée comme la plus tonique et la plus réparatrice : on y envoie boire les anémiques et les chloro-anémiques, ainsi que les jeunes filles et les jeunes femmes dont la menstruation se fait mal ou irrégulièrement.

La température est de 20° seulement : c'est donc la plus froide des sources de Royat.

Enfin voici la source, ou mieux l'**Etablissement des Bains de César**. Cette source, qui débite 35.000 litres par jour à la température de 29°, est la seule qui soit actuellement, avec Eugénie, utilisée sous forme de bains.

L'établissement César est un petit établissement dans le grand : il ne compte que 12 baignoires, mais il vient d'être nouvellement restauré en raison de l'importance croissante de son utilisation.

Il est situé immédiatement à l'entrée du Parc (viâ Clermont) à gauche : il faut, pour y arriver, traverser un élégant pont rustique jeté sur le torrent de la Tiretaine.

Les bains de César sont depuis longtemps spécialement affectés au traitement des nerveux épuisés, que la fraîcheur et le piquant de cette eau stimule, et chez lesquels ce bain provoque une réaction puissamment tonique.

« Il s'agit là d'un **vrai bain de vin de cham-**

pagne ; il détermine une excitation de la circulation cutanée si rapide, une réaction générale répandue sur tous les organes d'une façon si égale, qu'il n'y a pas de pratique hydrothérapique qui le vaille. » (Dr Laussedat).

Quant à l'eau de la source César, qu'on peut boire dans une salle voisine des bains où elle coule d'un robinet, c'est la moins minéralisée des eaux de Royat : elle contient moitié moins de sels que les autres ; en revanche elle est plus légère et peut être utilisée comme eau de table ; les dyspeptiques savent bien apprécier ses qualités.

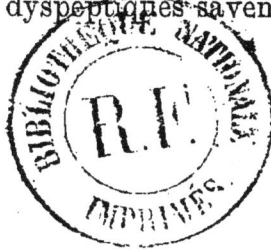

FIN.

TABLE DES MATIÈRES

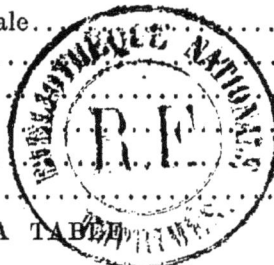

FIN DE LA TABLE

Clermont, typ. et lith. MALLEVAL, avenue Centrale, 8 et place de la Treille, 3.

www.ingramcontent.com/pod-product-compliance
Lightning Source LLC
Chambersburg PA
CBHW072314210326
41519CB00057B/5076

* 9 7 8 2 0 1 9 5 8 7 7 0 3 *